100 Essens- und Saftrezepte gegen Arthritis:

Lindere den Schmerz und das Unwohlsein auf natürlichem Weg

Von

Joe Correa CSN

COPYRIGHT

DANKSAGUNG

Dieses Buch ist meinen Freunden und meiner Familie gewidmet, die leichtere oder ernstere Krankheiten hatten. Sie sollen eine Lösung für ihre Probleme finden und die erforderlichen Veränderungen in ihrem Leben einleiten.

100 Essens- und Saftrezepte gegen Arthritis:

Lindere den Schmerz und das Unwohlsein auf natürlichem Weg

Von

Joe Correa CSN

INHALT

ÜBER DEN AUTOR

Nach Jahren der Nachforschung glaube ich ernsthaft an die positiven Auswirkungen, die Ernährung auf Körper und Geist haben kann. Mein Wissen und meine Erfahrung hat mir geholfen, gesünder über die Jahre zu kommen und an meine Familie und Freunde weiterzugeben. Je mehr du über gesundes Essen und Trinken weißt, desto schneller willst du deine Lebens- und Essensgewohnheiten ändern.

Ernährung ist ein wichtiger Bestandteil von einem gesunden und langen Leben. Also fang heute damit an. Der erste Schritt ist immer der wichtigste und bedeutendste.

EINLEITUNG

100 Essens- und Saftrezepte gegen Arthritis: Lindere den Schmerz und das Unwohlsein auf natürlichem Weg

Von Joe Correa CSN

Es gibt mehr als 100 Millionen Formen von Arthritis, wobei die am meisten verbreitete Form die Osteoarthritis ist – das Ergebnis einer offenen Wunde, Infektion oder hohen Alters. Um Arthritis vorzubeugen oder seine Auswirkungen zu verringern ist eine gesunde Lebensweise erforderlich. Viel Obst, Gemüse, Fisch und Nüsse. Diese Lebensmittel stellen eine ganze Armee im Kampf gegen Entzündungen dar. Außerdem wird dein Gewicht unter Kontrolle bleiben: Für jedes Kilo, das du verlierst, wird sich das Gewicht auf deinem Kniegelenk um vier Kilo reduzieren.

Es ist wichtig sich vor Augen zu führen, dass es keinen magischen Trick gibt, um Arthritis loszuwerden, eine gesunde Lebensweise aber sicher helfen wird, Entzündungen und Gelenkschmerzen zu bekämpfen, die Knochen zu stärken und dein Immunsystem zu stärken.

Viele dieser Zutaten, die Menschen mit Arthritis empfohlen werden, finden sich in der mediterranen Ernährung, die Olivenöl, Fisch und Gemüse umfasst. Auch sollte Vitamin C in deiner Ernährung enthalten sein. Dies ist deshalb so wichtig, da die Antioxidantien im Vitamin den Fortschritt der Osteoarthritis verlangsamen können. Zu finden ist dieses Vitamin u.a. in Erdbeeren, Ananas, Kiwi, Avocado, Orangen und Äpfeln.

COMMITMENT

Um meinen Gesundheitszustand zu verbessern, verpflichte ich (mein Name) mich, täglich mehr von diesen Nahrungsmitteln zu essen und täglich mindestens 30 Minuten zu trainieren:

- Beeren (vor allem Heidelbeeren), Pfirsiche, Kirschen, Äpfel, Aprikosen, Orangen, Zitronensaft, Grapefruit, Tangerinen, Mandarinen, Birnen, etc.

- Brokkoli, Spinat, Kohlblätter, Süßkartoffel, Avocado, Artischoke, jungen Mais, Karotten, Sellerie, Blumenkohl, Zwiebeln, etc.

- Vollkorn, Haferschrot, Haferflocken, Quinoa, Gerste, etc.

- Schwarze Bohnen, rote Bohnen, Kichererbsen, Linsen, etc.

- Nüsse und Samen einschließlich: Walnüsse, Cashewnüsse, Leinsamen, Sesamsamen, etc.

- Fisch

- 8 - 10 Gläser Wasser

Hier unterzeichnen

X_____

100 ESSENS- UND SAFTREZEPTE GEGEN ARTHRITIS: LINDERE DEN SCHMERZ UND DAS UNWOHLSEIN AUF NATÜRLICHEM WEG

Essen Rezepte

1.   Superb Broccoli

Beschreibung:

Broccoli ist sehr reich an Vitaminen K, C, und Kalzium, das bekannt für die Stärkung der Knochen ist.

Zutaten:

- 2 Tassen Broccoliröschen

- 1 gelbe Paprika, geschnitten

- 2 TL Chilipulver

- 1 TL Knoblauchpulver

- Salz und Pfeffer zum Abschmecken

- 1 EL extra trockenes Olivenöl

Zubereitung:

Ofen auf 200 Grad Celsius vorheizen.

Broccoli und Paprika in eine Schüssel geben. Chilipulver, Knoblauchpulver, Salz und Pfeffer über das Gemüse geben; mit Olivenöl beträufeln und zum Vermengen die Schüssel schwenken. Das Gemüse dann in eine flache Auflaufform geben.

Im vorgeheizten Backofen garen, bis das Gemüse weich wird und beginnt braun zu werden – etwa 15 bis 20 Minuten.

Nährwertangaben:
Kalorien: 69kcal, Fett: 3,9g, Kohlenhydrate: 8g, Proteine: 2,1g, Natrium: 815mg

2.   Knusprige Auberginenfreude

Beschreibung:

Nachtschattengemüse wie Auberginen sind krankheitsbekämpfende Kraftwerke, die den maximalen Nährwert bei geringer Kalorienzahl liefern.

Zutaten:

- Aubergine, in Streifen geschnitten
- 1/2 Tasse Brotkrumen
- 1/8 Tasse geriebener Käse
- 1 Zehe Knoblauch, gehackt
- 2 Stängel frische Petersilie, gehackt
- 1/2 TL getrockneter Oregano
- Salz und Pfeffer zum Abschmecken

Zubereitung:

Ofen auf 200 Grad Celsius vorheizen.

Aubergine in Streifen schneiden und die Streifen auf einem Backblech ausbreiten.

In einer kleinen Schüssel Brotkrumen, Käse, Knoblauch, Petersilie, Oregano, Salz und Pfeffer vermengen. Über die Aubergine geben und mit Öl beträufeln.

Im vorgeheizten Ofen für 25 Minuten backen.

Nährwertangaben:

Kalorien: 169kcal, Fett: 8,9g, Kohlenhydrate: 19g, Natrium: 155mg

3.   Gesundheitsbeeren

Beschreibung:

Neueste klinische Studien haben gezeigt, dass Ernährung unter Zugabe von Flavonoiden (einer breiten Klasse von Pflanzenpigmenten) mit einem verminderten Entzündungsrisiko einhergehen. Diese natürlichen Präparate werden vor allem in Erdbeeren gefunden.

Zutaten:

- 2 Bündel Spinat

- 4 Tassen geschnittene Erdbeeren

- 1/2 Tasse Gemüseöl

- 1/4 Tasse Weißweinessig

- 1/2 Tasse weißer Zucker

- 1/4 TL Paprika

- 2 EL Sesam

- 1 EL Mohn

Zubereitung:

Spinat und Erdbeeren in einer großen Schüssel vermengen.

Öl, Essig, Zucker, Paprika, Sesam und Mohn vermischen und über den Spinat und die Erdbeeren geben.

Nährwertangaben:

Kalorien: 255kcal, Fett: 16g, Kohlenhydrate: 22,8g, Natrium: 69mg

4. Zitronen-Broccoli

Beschreibung:

Ein absoluter Genuss für Broccoli-Liebhaber mit süß-saurem Geschmack! Broccoli ist reich an Vitamin K, das in großen Mengen den Fortschritt von Osteoarthritits verlangsamen kann.

Zutaten:

- 1 Kopf frischer Broccoli, in Röschen zerkleinert

- 1 EL Olivenöl

- 2 EL Zitronensaft

- 1 TL Zitronengewürz

- 1/4 Tasse in Scheiben geschnittene Mandeln

Zubereitung:

Broccoli 4 bis 8 Minuten garen. Dann abtrocknen.

In einem kleinen Topf Olivenöl unter mittlerer bis niedriger Hitze erwärmen. Vom Herd nehmen.

Zitronensaft, Zitronengewürz und Mandeln hinzugeben. Über den heißen Broccoli geben und servieren.

Nährwertangaben:

Kalorien: 170 kcal, Fett: 15,2g, Kohlenhydrate: 7g, Proteine: 3,7g, Natrium: 107mg, Cholesterin: 31mg

5.   Leichter Apfelgenuss

Beschreibung:

Die Forschung legt nahe, dass der tägliche Konsum eines Apfels den Cholesterinspiegel senken kann – eine zentrale Hinweisquelle für Entzündungen im Blut.   Wie das englische Sprichwort sagt: „An apple a day keeps the doctor away".

Zutaten:

* 2 Äpfel, in Scheiben geschnitten

* 1 TL weißer Zucker

* 1/2 TL gemahlener Zimt

Zubereitung:

Die Äpfel in eine Mikrowellenform geben und in der Mikrowelle für 30 Sekunden erhitzen. Zucker und Zimt über die Äpfel geben und unter Wenden gleichmäßig bedecken.

Die Äpfel in der Mikrowelle erhitzen bis sie weich und warm sind – etwa eine weitere Minute

Nährwertangaben:
Kalorien: 255kcal, Fett: 16g, Kohlenhydrate: 22,8g, Natrium: 69mg

6.   Zitronenforelle

Beschreibung:

Ein Weg, um Entzündungen zu bekämpfen, sind die Medikamente, die dein Arzt verschreibt. Ein anderer Weg ist, einige Nahrungsmittel mit entzündungshemmender Wirkung in deine Ernährung aufzunehmen. Zu den bedeutendsten Vertretern dieser Art zählen die sogenannten Omega-3s-Fettsäuren – besonders die, die in Forellen gefunden werden.

Zutaten:

- 4 Tassen Mehl

- 2 EL Zitronenpfeffer

- 1/2 EL Salz

- 1/2 TL getrockneter Thymian

- 1/2 TL Cayennepfeffer

- 1 TL Zwiebelpulver

- 1/4 Tasse Zitronenschal

- 4 (170 Gramm) Forellenfilets

- 1 Zitrone in Scheiben geschnitten

- 1/2 Tasse Zitronensaft

- 1/2 Tasse extra-trockenes Olivenöl

Zubereitung:

In einer großen Schüssel Mehl, Zitrone, Pfeffer, Salz, Thymian, Cayennepfeffer und die Hälfte der Zitronenschale vermengen. Mit dem Zitronensaft und den übrigen Zitronenschalen in eine flache Form geben und die Fischfilets darin für 1 Minute einlegen.

Öl in einer großen Pfanne über mittlerer Hitze erwärmen. Die Forellenfilets in die Mehlmischung tauchen, so dass beide Seiten bedeckt sind. Die Überreste abstreifen und die Filets ins Öl geben. Für 3-4 Minuten anbraten bis der Fisch goldbraun ist und mit einer Gabel zerdrückt werden kann. Den überschüssigen Zitronensaft entfernen.

Nährwertangaben:
Kalorien: 979kcal, Fett: 40g, Kohlenhydrate: 103g, Proteine: 48,6g, Natrium: 2500mg

7.   Zitronenlachs

Beschreibung:

Lachs hilft Gelenkschmerzen und Muskelkater zu lindern und unterstützt auch bei Entzündungen bei Menschen mit rheumatischer Arthritis

Zutaten:

- 1 roter Lachs, ausgenommen und entgrätet

- 1 Zitrone, gepresst

- 1/2 Tasse Rosinen

- 1 Apfel, entkernt und geschnitten

- 1 1/2 Stängel Sellerie, fein gehackt

- 1/3 Tasse Mayonnaise, zum Abschmecken

- 1/4 TL roter Pfeffer, gemahlen

Zubereitung:

Lachs und Zitronensaft in eine Glasschüssel geben und gut vermengen.

Rosinen, Apfel, Sellerie, Mayonnaise und roten Pfeffer hinzugeben und gut vermischen.

Nährwertangaben:

Kalorien: 368kcal, Fett: 20,9g, Kohlenhydrate: 21,2g, Proteine: 25g, Natrium: 664mg

8.   Lachs-Spargel-Absicherung

Beschreibung:

Eine Tasse Spargel enthält nur 24 Kalorien. Er ist außerdem eine exzellente Quelle für Kalium, Vitamin K, Folsäure, Vitamin C und A, Riboflavin, Thiamin und Vitamin B6.

Zutaten:

- 1 Pfund frischer Spargel, geschält und in 2 cm große Stücke geschnitten.

- 1/2 Tasse Pekannüsse, in Stücke gebrochen

- 2 Köpfe rotblättriger Kopfsalat, gewaschen und zerkleinert

- 1/2 Tasse grüne Erbsen, aufgetaut

- 1/4 Pfund Räucherlachs, in 2 cm große Stücke geschnitten

- 1/4 Tasse Olivenöl

- 2 EL Zitronensaft

- 1 TL Dijonsenf

- 1/2 TL Salz

- 1/4 TL Pfeffer

Zubereitung:

Einen Topf Wasser zum Kochen bringen. Spargel in den Topf geben und 5 Minuten kochen lassen, nur so lange bis er gar ist. Aus dem Wasser nehmen und zur Seite stellen.

Die Pekannüsse in einer Bratpfanne über mittlerer Flamme erhitzen. Für 5 Minuten braten, gelegentlich umrühren, bis sie leicht angebraten sind.

In einer großen Schüssel Spargel, Pekannüsse, rotblättrigen Kopfsalat, Erbsen und Lachs vermengen.

In einer separaten Schüssel Olivenöl, Zitronensaft, Dijonsenf, Salz und Pfeffer verrühren. Zum Salat geben oder getrennt servieren.

Nährwertangaben:
Kalorien: 159kcal, Fett: 12,9g, Kohlenhydrate: 7g, Proteine: 6g, Natrium: 304mg

9.   Lachs nach kanadischer Art

Beschreibung:

Wöchentlicher Lachsverzehr reduziert das Risiko von rheumatischer Arthritis um die Hälfte.

Zutaten:

- 1/4 Tasse Ahornsirup

- 1 EL Olivenöl

- 1 Knoblauchzehe, zermahlen

- 1/4 TL Knoblauchsalz

- 1/8 TL gemahlener schwarzer Pfeffer

- 1 Pfund Lachs

Zubereitung:

In einer kleinen Schale Ahornsirup, Knoblauch, Knoblauchsalz, Salz und Pfeffer vermischen

Den Lachs in eine Auflaufform geben und mit der Ahornsirupmischung bedecken. Die Form abdecken und im Kühlschrank 30 Minuten ziehen lassen – einmal wenden

Den Ofen auf 200 Grad vorheizen.

Die Auflaufform in den vorgeheizten Ofen stellen und unbedeckt 20 Minuten backen

Nährwertangaben:

Kalorien: 265kcal, Fett: 12g, Kohlenhydrate: 14g, Proteine: 23g, Natrium: 633mg

10. Lachs pur

Beschreibung:

Schnelle, gesunde Möglichkeit zum Abendessen. Wenig Kalorien zum Gewichtsabbau. Wild-gefangener Rotlachs ist eine klasse Mahlzeit, da er reich an Omega-3-Fettsäuren ist. Einfaches Gericht, um mehr Omega-3-Fettsäuren in deine Ernährung einzubauen.

Zutaten:

- 1 Pfund Wildfang-Lachs, in 4 Filets geschnitten

- 2 Orangen, in dünnen Scheiben

- ¾ Tasse frisch gepresster Orangensaft

- 2 EL frisch gepresster Zitronensaft

- 2 EL trockenes, unbearbeitetes Kokosnussöl oder Olivenöl

- 1TL Zitronenfruchtfleisch – getrocknet oder frisch

- 1 EL Kokosnuss- oder Palmzucker, alternativ Honig oder Ahornsirup

- Grob gemahlenes Salz

- 1/4t Chipotlepfeffer, Cayennepfeffer oder Chilipulver

Zubereitung:

Ofen auf 230 Grad vorheizen. Zwei Orangen in sehr dünne Scheiben schneiden, die Enden entsorgen und beiseitestellen.

Orangen und Zitronen mit einem Entsafter auspressen. ¼ Tasse frischen Orangensaft und 2 EL frischen Zitronensaft zusammen mit dem Fruchtfleisch in eine kleine Glasschüssel geben. Kokos- oder Olivenöl zusammen mit Süßungsmittel nach Wahl, sowie Salz und Pfeffer hinzugeben.

Ein Backblech mit Backpapier auslegen. Mit einem Pinsel eine Seite der Lachsfilets mit der Zitrusmischung bestreichen. Anschließend wenden und die zweite Seite mit der Mischung bestreichen.

Nährwertangaben:
Kalorien: 275, Fett: 18g, Kohlenhydrate: 20g, Proteine: 23g, Natrium: 215mg

11. Beschwipster Grapefruitsalat

Beschreibung:

Grapefruit ist für seine vorteilhaften Auswirkungen auf Patienten mit rheumatischer Arthritis bekannt. Der tägliche Konsum von Grapefruit wird mit einem verringerten Entzündungsrisiko assoziiert.

Zutaten:

- 8 Tassen tiefgekühlte Grapefruits, getrocknet und reich an Fruchtsaft

- 1/4 Tasse weißer Zucker

- 3 Schnapsgläser Gin

- 8 frische Blätter Minze, zerkleinert

Zubereitung:

Grapefruits mit 1/2 Tasse aufgefangenem Saft und Zucker in einer Schüssel vermengen, bis sich der Zucker auflöst. Die Grapefruitmischung auf 8 Tassen verteilen; jedes mit 1 TL Gin beträufeln. Die zerkleinerte Minze über die Tassen geben und mit einem Minzblatt dekorieren.

Nährwertangaben:

Kalorien: 139kcal, Fett: 0,2g, Kohlenhydrate: 28,6g, Proteine: 1,4g, Natrium: 5mg

12.   Grapefruit und ihre Freunde

Beschreibung:

Grapefruit kann wegen ihrer unglaublichen Nutzen für die Gesundheit als natürliche Medizin bezeichnet werden. Sie ist bekannt dafür dem Immunsystem einen Schub zu geben. Sie ist süß und herb im Geschmack und bekannt für ihre zahlreichen Vorteile für die Gesundheit. Sie ist reich an Antioxidantien und zahlreichen Vitaminen wie Vitamin C, Vitamin A, Vitamin K, Vitamin D und Vitamin B komplex.

Zutaten:

- 2 pinke Grapefruits, entkernt und geschnitten

- 1 große Avocado – geschält, entkernt und gewürfelt

- 1 Tasse Alfalfasprossen

- 1 Zitrone, entsaftet

- 3 EL Olivenöl

- 1 Prise Salz

- 1 Prise gemahlener schwarzer Pfeffer

Zubereitung:

Mit den Früchten aus obiger Liste 4 kleine Portionen machen

Zitronensaft, Olivenöl, Salz und schwarzen Pfeffer in eine kleine Schüssel geben; das Dressing über jede Portion geben.

Nährwertangaben:

Kalorien: 277kcal, Fett: 20,7g, Kohlenhydrate: 25,1g, Proteine: 3,8g, Natrium: 7mg

13.   Arthitisbekämpfer

Beschreibung:

Die reiche und cremige Beschaffenheit von Avocados kommt zum Teilen von ihrer hohen Konzentration an entzündungshemmenden ungesättigten Fetten. Avocados sind auch reich am Karotenoid Letein. Im Gegensatz zu den meisten Früchten sind Avocados eine gute Quelle für Vitamin   E,   ein   Mikronährstoff   mit entzündungshemmender Wirkung. Ernährung, die reich an diesen Inhaltsstoffen ist, wird oft mit einem verminderten Risiko der Schäden in Verbindung gebracht, die im frühen Stadium der Osteoarthritis auftreten.

Zutaten:

* 1 Avocado

* 1/2 TL zerkleinerter Knoblauch

* 1/2 TL zerkleinerter frischer Ingwer

* 1 EL Olivenöl

Zubereitung:

Knoblauch, Ingwer und Olivenöl vermengen; 5 Minuten beiseitestellen, damit sich der Geschmack entfalten kann.

Die Avocado halbieren, den Kern entnehmen; die Sauce auf die beiden Avocadohälften verteilen.

Nährwertangaben:

Kalorien: 164kcal, Fett: 15g, Kohlenhydrate: 9,1g, Proteine: 2,2g, Natrium: 157mg

14.   Frische Bio-Sommersalsa

Beschreibung:

Avocados beinhalten mehr als 25 Vitamine, Mineralien und Phytonährstoffe. Dazu gehören Eisen, Potassium, Vitamin E, B-Vitamine und Folsäure. Avocados werden als exzellente Quelle von gesunden Fetten angesehen, wenn sie mit einer kalorienbewussten Ernährung verbinden werden.

Zutaten:

- 2 EL Bio-Olivenöl

- 1 EL frischer Limettensaft

- 1/4 Tasse gehackter Koriander

- 1/4 TL Meersalz

- 1/4 TL frisch gemahlener Pfeffer

- 2 Tassen frischer Bio-Mais, vom Kolben getrennt

- 2 Avocados, halbiert

- 2 Tassen Cherrytomaten, geviertelt

- 1/4-1/2 Tasse feingeschnittene rote Zwiebeln

Zubereitung:

In einer großen Schale Olivenöl, Limettensaft, Koriander,

Salz und Pfeffer vermischen.

Mais, Avocado, Cherrytomaten und rote Zwiebeln hinzugeben

Zart verrühren und bei Zimmertemperatur servieren.

Nährwertangaben:
Kalorien: 206,2kcal, Fett: 15,1g, Kohlenhydrate: 18,9g, Proteine: 3,6g

15.   Urknallfrucht

Beschreibung:

Erdbeeren sind von Natur aus zuckerarm und haben mehr Vitamin C als Orangen. Vitamin C kann das Risiko von Gicht, Bluthochdruck und Cholesterin reduzieren. Die Forschung hat auch gezeigt, dass Frauen, die 16 oder mehr Erdbeeren in der Woche verzehren, weniger C-reaktives-Protein hatten, ein Indikator für Entzündungsreaktionen im Körper, der eng verknüpft mit Arthritis und Herzerkrankungen ist.

Zutaten:

- 2 Avocados, geschält, entkernt und geschnitten

- 1 Tasse Erdbeeren, fein zerkleinert

- ½ Jalapeno, zerkleinert und die Kerne entfernt

- 2 EL geschnittener Koriander

- ¼ EL gemahlener Zimt

- 1 EL Bio-Olivenöl

- Saft von ½ Zitrone

- ¼ TL Meersalz

Zubereitung:

Alle Zutaten vermischen und zart verrühren

Nährwertangaben:

Kalorien: 226,8kcal, Fett: 18,8g, Kohlenhydrate: 15,4g, Proteine: 3,7g

16.   Vegetarische Nudeln

Beschreibung:

Dieses Thairezept ist einfacher zuzubereiten als den Lieferservice zu rufen. Es ist schnell und köstlich. Dieses Gericht bieten eine exzellente Quelle an Vitaminen und Nährstoffen.

Zutaten:

- 2 Zucchini

- 1 Karotte

- 2 Frühlingszwiebeln

- 1/2 Tasse Pilze

- 1/2 Tasse Blumenkohl

- 1/2 Tasse Sojasprossen

- 2 EL Sesamöl

- 1 EL Zitronensaft

- 1 TL Knoblauch

- 1 TL Ingwer

Zubereitung:

Mit einem Gemüsehobel die Nudeln herstellen. Gemüse

deiner Wahl hinzugeben und die Sauce darübergeben. Es schmeckt sogar noch besser, wenn der Geschmack der Sauce nach einem Tag in die Nudeln eingezogen ist.

Nährwertangaben:

Kalorien: 369kcal, Fett: 14,4g, Kohlenhydrate: 208g, Proteine: 7,1g, Natrium: 957mg

17. Fruchtige Avocado

Beschreibung:

Avocados werden damit in Verbindung gebracht, effektiv Schmerzen und Entzündungen zu reduzieren, die bei Osteoporose und Gicht entstehen.

Zutaten:

- 1 Avocado – geschält, entkernt und zerkleinert

- 1 Zitrone, gepresst

- 1 Mango - geschält, entkernt und gewürfelt

- 1 kleine rote Zwiebel, geschnitten

- 1 Habanero-Pfeffer, entkernt und zerkleinert

- 1 EL frischer Koriander

Zubereitung:

Die Avocado in eine Servierschüssel geben und mit dem Zitronensaft beträufeln.

Mango, Zitrone, Habaneropfeffer und Salz hinzugeben.

Nährwertangaben:

Kalorien: 252kcal, Fett: 15g, Kohlenhydrate: 33g, Proteine: 3g, Natrium: 204mg

18. Guten-Morgen-Salat

Beschreibung:

Ein einfacher Spinatsalat durch die Zugabe von Avocado, Gewürzen und frischem Koriander. Bereite es zu, stelle es kühl und serviere ihn anschließend.

Zutaten:

- 3 EL frischer Zitronensaft

- 3 EL Olivenöl

- 1 EL gehackter frischer Koriander

- 1 TL Zucker

- 1/4 TL gemahlener Kümmel

- 1/4 TL Salz

- 1/8 TL schwarzer Pfeffer

- 1 Avocado, geschält, entkernt und dünn geschnitten

- 1 kleine rote Zwiebel, dünn geschnitten

- 300 g Babyspinat

Zubereitung:

Zitronensaft, Öl, Koriander, Zucker, Kümmel, Salz und Pfeffer in einer Servierschüssel vermengen.

Avocado und rote Zwiebeln hinzugeben.

Spinat darübergeben. (Der Salat kann vorbereitet und bis zu 2 Stunden kühlgestellt werden.) Vor dem Servieren Sauce darübergeben.

Nährwertangaben:

Kalorien: 99kcal, Fett: 9g, Kohlenhydrate: 5g, Natrium: 93mg

19. Garbanzosuppe

Beschreibung:

Vollkorn reduziert das Niveau an C-reaktiven Proteinen (CRP) im Blut. CRP ist ein Marker für Entzündungen, die in Verbindung mit Herzschwäche, Diabetes und rheumatischer Arthritis gebracht werden. Essen wie Haferflocken, brauner Reis und Vollkornmüsli sind hervorragende Quellen von Vollkorn.

Zutaten:

- 3 EL Olivenöl

- 1 Tasse Hafer

- 5 große Tomaten, halbiert und geschnitten

- 1/3 Tasse Zwiebeln, zerkleinert

- 1 Knoblauchziehe, zerkleinert

- 3 Tassen Wasser

- 1/2 Bund frischer Koriander

- 2 TL Hühnerbrühe

- 1/2 TL Salz

Zubereitung:

Eine große Bratpfanne über mittlerer bis kleiner Flamme

erhitzen. Olivenöl hinzugeben und erwärmen. Hafer hinzugeben, braten und umrühren bis er leicht gebräunt ist

In einem Mixer oder Küchenhelfer Tomaten, Zwiebeln, Knoblauch, 1 Tasse Wasser und Koriander vermengen. Mixen bis sich eine cremige Masse bildet. In die Pfanne zu dem gebratenen Hafer geben. Die verbleibenden 2 Tassen Wasser hinzugeben und zum Kochen bringen. Salz und Hühnerbrühe beifügen. Abdecken und für 15 Minuten köcheln lassen. Heiß oder warm genießen.

Nährwertangaben:
Kalorien: 218kcal, Fett: 12,1g, Kohlenhydrate: 24,6g, Proteine: 5,2g, Natrium: 493mg

20. Bio-Guacamole

Beschreibung:

Avocados sind die Hauptzutat von Guacamole, einem beliebten und gesunden Essen, das häufig als Sauce, Brotaufstrich oder Dip verwendet wird.

Zutaten:

- 2 Avocados halbiert, geschält und entkernt
- ½ TL Salz
- ¼ TL Pfeffer
- ¼ Tasse frische Tomaten, gewürfelt
- ½ Zitrone, Saft für 1 EL
- 2 EL frischer Koriander, zerkleinert
- 1 EL rote Zwiebel (optional)

Zubereitung:

Alle Zutaten vermengen und mit einer Gabel zerdrücken.

Direkt servieren.

Nährwertangaben:

Kalorien: 148,9kcal, Fett: 13,4g, Kohlenhydrate: 8,5g, Proteine: 1,8g

21. Bananen-Hafer Energieriegel

Beschreibung:

Bananen sind einfach ein großartiges Essen um überall zu essen, aber insbesondere wenn du versuchst etwas gegen deine Arthritis zu machen. Dieser Vitaminmix beinhaltet Folsäure, Vitamin C und Vitamin B6, die alle helfen, Arthritis und ihre Symptome auf ein Minimum zu reduzieren.

Zutaten:

- 2 Tassen Haferflocken

- 2 Bananen, püriert

- 2 Karotten, geraspelt

- 1 Apfel, geraspelt

- 1 Tasse ungesüßtes Apfelmus

- 1/2 Tasse zerkleinerte Erdnüsse

Zubereitung:

Ofen auf 175 Grad vorheizen. Backfett einfetten.

Haferflocken, Bananen, Karotten, Apfel, Apfelmus und Erdnüsse zusammen in eine Schüssel geben; auf dem Backblech verteilen.

Im vorgeheizten Ofen etwa 20 Minuten goldbraun backen.

Nährwertangaben:

Kalorien: 124kcal, Fett: 4g, Kohlenhydrate: 20g, Proteine: 3,6g, Natrium: 10mg

22.　Frühstücks Bananen-Smoothy

Beschreibung:

Dieser Smoothy is voll von Nährstoffen und Vitaminen. Er ist auch perfekt, wenn du dich beeilen musst, um schnell zur Arbeit zu kommen. Für Menschen mit Arthritis wird der tägliche Konsum von Bananen nicht den Gang zum Arzt ersetzen, aber er kann die Symptome dieser schweren Krankheit zu minimieren helfen.

Zutaten:

- 2 Tassen Babyspinatblätter, oder nach Geschmack

- 1 Banane

- 1 Karotte, geschält und in große Stücke geschnitten

- 3/4 Tasse fettfreier griechischer Joghurt, oder nach Geschmack

- 3/4 Tasse Eis

Zubereitung:

Spinat, Bananen, Karotten, Joghurt, Eis und Honig in einen Mixer geben; zum Smoothy pürieren.

Nährwertangaben:

Kalorien: 367kcal, Fett: 0,8g, Kohlenhydrate: 77,4g, Proteine: 18,6g, Natrium: 168mg

23. Aufgegossenes Olivenöl

Beschreibung:

Extratrockenes Olivenöl hat Vorteile über die entzündungshemmende Wirkung hinaus. Mehrere Studien haben die positiven Auswirkungen auf Herz, Knochen und neurologische Erkrankungen gezeigt.

Zutaten:

- 2 Tassen Olivenöl

- 1 TL grob gemahlener schwarzer Pfeffer

- 1 EL zerkleinerter frischer Basilikum

- 1/2 TL Meersalz

- 1 Prise gemahlener roter Pfeffer

Zubereitung:

In einer mittelgroßen Schale Olivenöl, grobgemahlenen Pfeffer, Basilikum, Meersalz und roten Pfeffer vermischen. Abdecken und die Mischung kaltstellen. Etwa eine Stunde vor dem Servieren entnehmen.

Nährwertangaben:

Kalorien: 239kcal, Fett: 27g, Kohlenhydrate: 0,1g, Natrium: 56mg

24.   Glückliche Pistazien

Beschreibung:

Nasche zwischendurch Pistazien um Gewicht zu verlieren. Pistazien können dir auch helfen deinen Cholesterinspiegel zu senken und sind reich an Potassium und Antioxidantien, inklusive Vitamin A und E sowie Lutein – ein Inhaltsstoff, der auch in dunklem Blattgemüse gefunden wird.

Zutaten:

* 2 Tassen schalige Pistazien

Zubereitung:

Ofen auf 180 Grad vorheizen.

Die Pistazien gleichmäßig auf einem Backblech verteilen. Für etwa 6-8 Minuten im Ofen belassen. Sie werden sehr intensiv durften, wenn sie fertig sind.

Aus dem Ofen nehmen und sofort in einer Schüssel servieren.

Wenn du die Schale entfernen willst, platziere die Pistazien auf einem sauberen Handtuch und reibe sie. Die Schalen werden dann abfallen. Es ist am einfachsten, wenn die Pistazien warm sind.

Lass die Pistazien abkühlen, dann kannst du sie auch für später aufheben.

Sie schmecken am besten, wenn sie leicht gebräunt sind.

Nährwertangaben:

Kalorien: 170kcal, Fett: 14g, Kohlenhydrate: 8g, Proteine: 6g

25. Rosmarinwalnüsse

Beschreibung:

Mit ihrem hohen Gehalt an ALA sind Walnüsse ebenso reich an Omega-3 Inhaltsstoffen. Forscher, die sich mit deren Auswirkungen auseinandersetzen, haben herausgefunden, dass sie das C-reaktive Protein (CRP) senken, ein Entzündungsmarker, der mit einem erhöhten Risiko Kardiovaskulärer Erkrankungen und Arthritis einhergeht. Der regelmäßige Verzehr von Walnüssen kann sowohl Cholesterinspiegel, als auch Blutdruck senken.

Zutaten:

- 2 Tassen Walnüsse

- 2 Zehen Knoblauch, fein gehackt

- 1 EL Honig

- 1 EL extra-trockenes Olivenöl

- 1 EL fein gehackter frischer Rosmarin

- 1 TL Salz

Zubereitung:

Ofen auf 175 Grad vorgeheizten. Backblech mit Backpapier auslegen.

Walnüsse, Knoblauch, Honig, Olivenöl, Rosmarin und Salz in einer Schüssel vermengen, bis die Walnüsse bedeckt sind; dann auf dem Backblech verteilen.

Im vorgeheizten Backofen die Walnüsse für 10 Minuten backen, bis sie leicht gebräunt sind.

Nährwertangaben:
Kalorien: 188kcal, Fett: 8g, Kohlenhydrate: 5,9g, Proteine: 3,9g, Natrium: 291mg

26.   Geröstete Erdnüsse

Beschreibung:

In Wirklichkeit ein Gemüse, sind Erdnüsse die „Nüsse" mit den meisten Proteinen. Sie sind außerdem günstiger als die meisten Nüsse und stellen daher für Menschen mit Arthritis, die versuchen ihr Gewicht in den Griff zu bekommen, einen sättigenden, günstigen Snack dar. Erdnüsse sind auch eine gute Quelle von einfach und mehrfach ungesättigten Fettsäuren. Die Forschung hat gezeigt, dass die Zugabe dieser zur Ernährung Lipoprotein (LDL) Cholesterin und das Risiko von Herzerkrankungen senken kann. Erdnüsse liefern etwa 12% des täglichen Magnesiumbedarfs und können dabei helfen, den Blutzucker unter Kontrolle zu behalten.

Zutaten:

* 1 Pfund rohe Erdnüsse, in der Schale

Zubereitung:

Ofen auf 260 Grad vorheizen.

Erdnüsse in einer Schicht auf einem Backblech verteilen und in den vorgeheizten Backofen stellen.

Ofen ausschalten. Erdnüsse für 1 Stunde im Ofen belassen ohne diesen zu öffnen. Warm oder bei Raumtemperatur servieren.

Nährwertangaben:

Kalorien: 322kcal, Fett: 27,9g, Kohlenhydrate: 9,2g, Proteine: 14,6g, Natrium: 10mg

27.   Mandelkarotten

Beschreibung:

Mandeln sind eine gute Quelle des Antioxidants Vitamin E. Die Forschung gibt an, dass die einfach ungesättigten Fettsäuren einer Mandel-reichen Ernährung Entzündungsmarker verringern können.

Zutaten:

- 2 Pfunds Karotten, geschnitten

- 1 kleine Zwiebel, fein geschnitten

- 1 kleine grüne Paprika, in dünne Streifen geschnitten

- 1/2 Tasse Gemüseöl

- 1/2 Tasse weißer Zucker

- 1/4 Tasse Weißweinessig

- 2 TL Mandelextrakt

- 1 TL getrockneter Basilikum

Zubereitung:

Karotten kochen bis sie zart aber weiterhin bissfest sind. Vom Herd und aus dem Wasser nehmen, und in eine mittlere Schüssel mit Zwiebeln und Paprika geben.

In einem mittleren Topf über mittlerer Hitze Öl, Zucker, Essig, Mandelextrakt und Basilikum mischen. Kochen und verrühren, bis sich der Zucker aufgelöst hat.

Die Ölmischung über die Karottenmischung gießen. Abdecken und im Kühlschrank für 8 Stunden oder über Nacht ziehen lassen – dann servieren.

Nährwertangaben:

Kalorien: 145kcal, Fett: 9,4g, Kohlenhydrate: 15,4g, Proteine: 0,7g, Natrium: 44mg

28. Ungebackene Müsliriegel

Beschreibung:

Leinsamen ist eine der reichsten Pflanzen-basierten Quellen der entzündungshemmenden Omega-3-Fettsäure ALA. Studien zeigen, dass er helfen kann den allgemeinen und LDL Cholesterinspiegel zu senken und die Komplikationen im Zusammenhang mit Diabetes und Herzerkrankungen zu reduzieren. . Das Zerdrücken oder Mahlen der Leinsamen erleichtert deinem Körper die Verdauung.

Zutaten:

- 2 Tassen Haferflocken

- 1 1/4 Tassen natürliche Erdnussbutter

- 1 Tasse gemahlene Leinsamen

- 3/4 Tasse Honig

- 3/4 Tasse getrocknete Cranberrys

- 1/2 Tasse Schokoladenstückchen

- 1/4 Tasse Mandelblätter

Zubereitung:

Haferflocken, Erdnussbutter, Leinsamen, Honig,

Cranberrys, Schokoladenstückchen und Mandeln gemeinsam in einer Schüssel vermengen.

Die Mischung mindestens 1 Stunde im Kühlschrank ziehen lassen.

In 12 Riegel schneiden und jeden einzeln in Frischhaltefolie zum Aufbewahren einwickeln.

Nährwertangaben:

Kalorien: 391kcal, Fett: 21,3g, Kohlenhydrate: 46,1g, Proteine: 10,7g, Natrium: 136mg

29.   Chiasamen Marmelade

Beschreibung:

Chiasamen sind eine hervorragende Quelle von Entzündungshemmern, aber ihr größter Vorteil ist wahrscheinlich ihr hoher Eisenanteil. Eisen steigert das Sättigungsgefühl und kann so helfen, das Gewicht unter Kontrolle zu behalten.

Zutaten:

- 1/4 Tasse Chiasamen
- 1/2 Tasse Wasser
- 2 Tassen Bio-Himbeeren
- 1/2 Tasse Bio-Brombeeren
- 1/2 Tasse Bio-Heidelbeeren
- 2 Bio-Erdbeeren, oder mehr nach Geschmack
- 1/3 Tasse Honig, oder mehr nach Geschmack

Zubereitung:

Die Chiasamen in Wasser einweichen bis die Mischung eine Gelee-artige Konsistenz erhält – ca. 5 Minuten

Himbeeren, Brombeeren, Heidelbeeren, Erdbeeren und Honig in einem Topf über mittlerer Hitze erwärmen bis die

Beeren nach ca. 15 Minuten weich sind. Die Beeren zart mit einer Gabel zerdrücken.

Die Chiasamenmischung über die Beerenmischung gießen. Vom Herd nehmen und für mindestens 10 Minuten kühlen lassen.

Nährwertangaben:
Kalorien: 70kcal, Fett: 1g, Kohlenhydrate: 15,3g, Proteine: 1g, Natrium: 2mg

30. Sardinen-Salsa

Beschreibung:

Eine 85 Gramm Portion Sardinen enthält etwa 1,4 Gramm Omega-3-Fette und ist eine gute Quelle von Vitamin D, die deinem Körper hilft, Calcium zu absorbieren um starke Knochen aufzubauen und zu behalten.

Zutaten:

- 1 Avocado, püriert

- 2 Blätter Römersalat, geschnitten

- 1/4 grüne Paprika, fein geschnitten

- 1 TL Zitronensaft

- 4 Scheiben Toastbrot

- 2 TL extra-trockenes Olivenöl

- 1 (125 g) Sardine, getrocknet

- 1 (400 g) Tomate mit Basilikum, Knoblauch und Oregano
  – getrocknet

Zubereitung:

Ofen auf 175 Grad vorgeheizten.

Avocado, geschnittene Salatblätter, geschnittene Paprika und Zitronensaft in eine kleine Schüssel geben.

Extra-trockenes Olivenöl auf die Toastscheiben streichen und Toast im vorgeheizten Ofen bräunen – etwa 5 Minuten von jeder Seite.

Nährwertangaben:

Kalorien: 275kcal, Fett: 14.1g, Kohlenhydrate: 26g, Proteine: 12,9g, Natrium: 920mg

31.   Kalifornien-Smoothy

Beschreibung:

Anstatt den Saft aus Früchten und Gemüse herauszupressen, packen wir sie komplett in diesen Smoothy – so bekommst du den extra Bonus an Eisen, der die Arterien säubert und Verstopfungen bekämpft. Farbenfrohes Obst und Gemüse ist auch reich an Antioxidantien. Die Zufuhr von Beeren oder Blattgemüse wie Spinat oder Kohl kann dir eine große Dosis an Vitaminen und Nährstoffen bieten.

Zutaten:

- 7 große Erdbeeren

- 1 (200 g) Behälter Zitronenjoghurt

- 1/3 Tasse Orangensaft

Zubereitung:

Erdbeeren in einem Plastikbehälter für eine Stunde einfrieren.

In einen Mixer Erdbeeren, Joghurt und Orangensaft geben. Mixen bis er eine dickflüssige Konsistenz hat. In ein großes Glas geben und servieren.

Nährwertangaben:

Kalorien: 281kcal, Fett: 0,9g, Kohlenhydrate: 57,4g, Proteine: 12,9g, Natrium: 155mg

32.   Vitaminbomben

Beschreibung:

Grüne Bohnen stellen eine einfache Quelle dar, um Vitamine wie A, C, K, B6 oder Folsäure zu gewinnen. In Sachen Mineralien sind grüne Bohnen eine gute Quelle für Kalzium, Silizium, Magnesium, Potassium und Kupfer.

Zutaten:

- 1 1/2 Pfund grüne Bohnen, gekappt und in 3 cm große Stücke geschnitten

- 1 1/2 Tassen Wasser

- 1 EL Olivenöl

- 1 EL Zucker

- 3/4 TL Knoblauch-Salz

- 1/4 TL Pfeffer

- 1 1/2 TL gehackter frischer Basilikum

- 2 Tassen Cherrytomaten, halbiert

Zubereitung:

Bohnen und Wasser in einen großen Topf geben. Abdecken und zum Kochen bringen. Temperatur auf niedrige Stufe stellen und für 10 Minuten garen lassen. Aus dem Wasser nehmen und beiseitestellen.

Zucker, Knoblauch, Salz, Pfeffer und Basilikum hinzugeben. Tomaten ergänzen und unter Rühren kochen weichkochen. Die Tomatenmischung über die grünen Bohnen geben und zart zum vermischen umrühren.

Nährwertangaben:
Kalorien: 122kcal, Fett: 8g, Kohlenhydrate: 12,6g, Proteine: 2,6g, Natrium: 294mg

33. Veggie-Stars

Beschreibung:

Rote Beete ist ein tägliches Superessen. Sie sind ein lilanes Ernährungskraftwerk und ein perfektes Beispiel dafür, wie Essen als Medizin dienen kann. Sie sind reich an Folsäure, Eisen, Magnesium und Phosphor.

Zutaten:

- 250g gekochte rote Beete in Essig getaucht (nicht eingelegt)

- 1 Dose Limabohnen (410g), entwässert und ausgespült

- 1-2 Zehen Knoblauch, zerstoßen

- Kleiner Bund frisches Schnittlauch, fein geschnitten (einen Teil zum Garnieren aufheben)

- 3 EL extra-trockenes Olivenöl

- Meersalz & frisch gemahlener schwarzer Pfeffer

Zubereitung:

Die rote Beete in kleine Würfel schneiden und in einer mittleren Schüssel beiseitestellen.

In einem Mixer Bohnen, Schnittlauch und Olivenöl zerkleinern. Nach Geschmack mit Meersalz und frisch gemahlenem schwarzen Pfeffer würzen.

Nährwertangaben:

Kalorien: 180kcal, Fett: 16g, Kohlenhydrate: 6g, Proteine: 3g, Natrium: 880mg

34. Knoblauch-Grünkohl

Beschreibung:

Neben ihrer Krönung als „Königin des Gemüses", kann der Grünkohl auch als Königin des Vitamin A bezeichnet werden. Im Vergleich zu allem anderen grünem Blattgemüse beinhaltet Grünkohl mehr als 100 % des Tagesbedarfs an Vitamin A und C. Grünkohl wird oft mit Orangen verglichen, weil es reich an Vitaminen ist.

Zutaten:

- 1Kopf Grünkohl

- 2 EL Olivenöl

- 4 Zehen Knoblauch, zerhackt

Zubereitung:

Die Blätter des Grünkohls in kleine mundgerechte Stücke reißen; den Stängel abschneiden.

Olivenöl in einem großen Topf über mittlerer Hitze erwärmen. Knoblauch im heißen Olivenöl weichkochen, etwa 2 Minuten.

Den Grünkohl hinzugeben und weiter unter Rühren kochen bis er hellgrün ist und gewelkt – etwa 5 weitere Minuten.

Nährwertangaben:

Kalorien: 120kcal, Fett: 7,5g, Kohlenhydrate: 12,2g, Proteine: 3,9g, Natrium: 49mg

35. Urzeitliche Blumenkohl-Steaks

Beschreibung:

Gib deinem Blumenkohl etwas Farbe mit Kurkuma. Einige neue Studien zeigen, dass Kurkuma eine entzündungshemmende Eigenschaft hat und die Reaktionen des Immunsystems beeinflusst. Diese Blumenkohlsteaks sind einfach zuzubereiten und stellt eine großartige vegetarische Vor- oder Hauptspeise dar.

Zutaten:

- 1 großer (ca. 1,2kg) Blumenkohl

- 1/4 Tasse extra-trockenes Olivenöl, zusätzlich zum anbraten

- 1 TL gemahlener Kurkuma

- Gebratene Curryblätter, zum servieren

- Fein geschnittener gebratener roter Chili, zum servieren

Zubereitung:

Ofen auf 170 Grad vorheizen. 2 Backbleche mit Backpapier auslegen.

Blumenkohl in 1,5 cm dicke Stücke schneiden, den Grundstock intakt lassen. Die Steaks in extra-trockenem Olivenöl von allen Seiten goldbraun anbraten.

Olivenöl mit Kurkuma in einer Schüssel vermengen. Über die Steaks streichen.

Den Blumenkohl im Ofen für 12-15 Minuten gar und knusprig backen.

Nährwertangaben:
Kalorien: 161kcal, Fett: 15g, Kohlenhydrate: 7g, Proteine: 2,4g, Natrium: 30,8mg

36. Olivendip

Beschreibung:

Obwohl sie eigentlich eine Frucht sind und nicht in der Obst- und Gemüseabteilung zu finden sind, können Oliven und Olivenöl Entzündungen bekämpfen. Oliven enthalten Inhaltsstoffe mit entzündungshemmenden Eigenschaften. Diese Inhaltsstoffe können über 100 entzündungsfördernde Gene dämpfen und verändern.

Zutaten:

- 1 (110 Gramm) Dose grüne Chilis, entwässert

- 1 Zwiebel, geschnitten

- 1 (140 Gramm) Glas grüne Oliven, gehackt (Brühe auffangen)

- 1 (170 Gramm) Dose gehackte schwarze Oliven

- 1 1/2 Tassen geriebener Cheddarkäse

- Gemahlener schwarzer Pfeffer zum Abschmecken

- Knoblauchsalz zum Abschmecken

- 2 frische rote Tomaten, geschnitten

Zubereitung:

Eine Servierschüssel im Kühlschrank kaltstellen, während

du die Salsa machst.

In einer Rührschüssel die grünen Chilis, Zwiebeln, grünen Oliven und schwarzen Oliven vermengen.

Den Cheddarkäse und Tomaten zart verrühren; nach Geschmack mit Knoblauchsalz und schwarzem Pfeffer würzen. Wenn gewünscht, etwas Olivenbrühe hinzugeben.

In der gekühlten Schale servieren.

Nährwertangaben:
Kalorien: 42kcal, Fett: 3,2g, Kohlenhydrate: 1,9g, Proteine: 1,8g, Natrium: 253mg

37.   Runde Veggie-Chips

Beschreibung:

Ofen-gebackene Zucchine-Chips schmecken, als ob sie frittiert wären, obwohl sie nur gebacken sind und schmecken herrlich knusprig. Diese Chips stellen eine gesunde Alternative zu Pommes Frites dar. Zucchini sind reich an Vitamin A und C sowie Antioxidantien.

Zutaten:

- 3 kleine Zucchini, in 0,5 cm große Scheiben geschnitten
- 2 EL Olivenöl
- ½ Tasse Brotkrumen – italienisch gewürzt
- 2 EL geriebener Parmesan
- 2 TL frischer Oregano

Zubereitung:

Ofen auf 175 Grad vorheizen

Zucchini in eine Schüssel geben. Olivenöl über die Zucchini tröpfeln und umrühren, bis sie bedeckt sind. Die bedeckten Zucchini über dem Backblech verteilen. Parmesan und Oregano darüber streuen.

Im vorgeheizten Backofen backen, bis die Zucchini gar sind und leicht gebräunt – etwa 15 Minuten

Nährwertangaben:

Kalorien: 92kcal, Fett: 2g, Kohlenhydrate: 14g, Proteine: 6g, Natrium: 340mg

38.   Kung-Fu Wasserkresse

Beschreibung:

Eisen ist wichtig, um Blutmangel vorzubeugen und viele Leute mit Arthritis sind blutarm. Wasserkresse ist eine gute Eisenquelle.

Zutaten:

- 1/2 Tasse zerkleinerte, getrocknete Cranberrys

- 1/4 Tasse Rotweinessig

- 1/4 Tasse Balsamicoessig

- 1 EL gehackter Knoblauch

- 1 1/4 TL Salz

- 1 Tasse extra-trockenes Olivenöl

- 6 Bündel Wasserkresse – ausgespült, getrocknet und geschnitten

- 3 Knollen Fenchel – abgeschnitten, entkernt und fein geschnitten

- 3 kleine Köpfe Radicchio, entkernt und geschnitten

- 1 Tasse Pekannüsse, halbiert und geröstet

Zubereitung:

In einer Schüssel Cranberrys, Rotweinessig, Balsamicoessig, Knoblauch und Salz verrühren. Olivenöl darübergeben.

In einer großen Salatschüssel Wasserkresse, Fenchel, Radicchio und Pekannüsse vermischen. Die Vinaigrette verrühren und darübergeben. Gut vermengen und zusammen servieren.

Nährwertangaben:

Kalorien: 178kcal, Fett: 15,4g, Kohlenhydrate: 8,9g, Proteine: 3,1g, Natrium: 202mg

39. OMG Hafer

Beschreibung:

Omega-3 Fettsäuren sind ein Schlüsselinhaltsstoff, um die Entzündungen von Arthritis und anderen Gelenkproblemen zu reduzieren, aber genug davon jeden Tag zu bekommen kann eine echte Herausforderung sein. Dieses Hafergericht schmeckt großartig und deckt den halben Tagesbedarf an Omega-3.

Zutaten:

- 1 Tasse Bio-Haferflocken

- 1 Tasse gefiltertes Wasser

- 2 EL säuerliche Flüssigkeit (Joghurt, Zitronensaft, Apfelessig, Buttermilch)

- ½ TL Meersalz

Zubereitung:

1 Tasse Hafer, Wasser und die säuerliche Flüssigkeit in eine Glasschüssel geben und gut umrühren. Abdecken und über Nacht auf der Anrichte stehen lassen (mindestens 7-8 Stunden).

Am Morgen eine weitere Tasse gefiltertes Wasser sowie

Meersalz hinzugeben und verrühren.

Bei geringer Hitze erwärmen und für 5 Minuten kochen.

Mit einer großzügigen Portion Butter oder Creme servieren.

Nährwertangaben:

Kalorien: 153kcal, Fett: 3g, Kohlenhydrate: 28,3g, Proteine: 5,1g, Natrium: 202mg

40. Kokosnuss-Kürbis-Brot

Beschreibung:

Kürbisse sind eine hervorragende Quelle von Beta-Cryptocantin, einem starken Entzündungshemmer. Dieses Antioxidant hilft am besten in Verbindung mit Fett. Kürbisschalen sind essbar, was die Zubereitung sehr leicht macht.

Zutaten:

- 4 Eier

- 3/4 Tasse Bio-Kürbis aus der Dose

- 1/4 Tasse Kokosnussöl (geschmolzen und gekühlt)

- 1 EL Honig

- 1/2 TL Meersalz

- 1/4 TL Backnatron

- 3/4 Tasse Kokosnussmehl

- 1 TL Zimt

- 1 TL Kürbisgewürz

Zubereitung:

Die feuchten Zutaten zusammenführen: Eier, Kürbis, Kokosnussöl und Honig gut vermischen.

In einer weiteren Schüssel die trockenen Zutaten vermengen: Salz, Backnatron, Kokosnussmehl, Zimt, Kürbisgewürz und gemahlene Kokosnüsse.

Die feuchten und trockenen Zutaten zusammenführen und umrühren, bis keine Klumpen mehr erkennbar sind.

In eine eingefettete Brotbackform geben und bei 180 Grad 40-45 Minuten backen.

Nährwertangaben:

Kalorien: 225,3kcal, Fett: 14g, Kohlenhydrate: 14,4g, Proteine: 7,3g

41. Himbeer-Smoothie

Beschreibung:

Auf der Suche nach einem schnellen und einfachen Frühstück, das voller Vitamin C ist? Probiere einen Smoothie. Du kannst ihn vorbereiten und im Kühlschrank lagern. Schnapp ihn dir einfach bevor du aus dem Haus gehst. Für eine geringere Zuckerzufuhr nutze ungesüßten Joghurt.

Zutaten:

- 350g frische Himbeeren

- 1 Tasse frische Erdbeeren, grob zerkleinert

- 1 1/2 Tassen (etwa 180g) Naturjoghurt

- 1 Tasse Milch

Zubereitung:

Erdbeeren, Himbeeren Joghurt und Milch in einen Mixer geben. Dickflüssig pürieren. In Gläser abfüllen und servieren.

Nährwertangaben:
Kalorien: 160,3kcal, Fett: 4g, Kohlenhydrate: 22g, Proteine: 6g, Natrium: 65,83mg

42.   Ingwers Geheimnis

Beschreibung:

Inger schmeckt nicht nur großartig in diesem schnellen und einfachen Getränk, er ist auch ein exzellenter Entzündungshemmer, der gegen die Schmerzen von Arthritis hilft.

Zutaten:

- 1 Tasse gekühlter Orangensaft

- 1 Tasse gekühlter Apfelsaft

- 2 EL Ingwerlikör

- 1 EL frisch gehackte Minzblätter

- 4 Erdbeeren, grob zerkleinert

- 2 Tassen gekühlte Limonade

- Eiswürfel, zum Servieren

Zubereitung:

Orangensaft, Apfelsaft und Likör in einer großen Schüssel vermischen. Mit Minze, Erdbeeren, Limonade und Eis ergänzen. Zum Vermengen umrühren. Servieren.

Nährwertangaben:

Kalorien: 95kcal, Kohlenhydrate: 22g, Proteine: 1g, Natrium: 28,3mg

43.   Cranberry-Sauce

Beschreibung:

Cranberrysaft kann Bakterien vom Wachsen und Vermehren abhalten. Forscher glauben, dass Patienten im frühen Stadium von rheumatischer Arthritis von einer großen Zufuhr an Cranberrysaft profitieren können.

Zutaten:

- 340 Gramm Cranberrys

- 1 Tasse weißer Zucker

- 1 Tasse Orangensaft

Zubereitung:

In einem mittelgroßen Topf über mittlerer Hitze den Zucker im Orangensaft auflösen. Cranberrys einrühren und kochen bis die Cranberrys aufzuquellen beginnen (etwa 10 Minuten). Von der Hitze nehmen und die Sauce in eine Schüssel geben. Die Cranberrysauce wird sich verdicken, sobald sie abkühlt.

Nährwertangaben:
Kalorien: 95kcal, Fett : 14g, Kohlenhydrate : 24g, Proteine : 7,3g

44.   Leckere Honig-Ananas

Beschreibung:

Ananas enthält das Immunsystem-stärkende Vitamin C. Es liefert auch ein wichtiges Enzym genannt Bromelain, das randvoll an entzündungshemmenden Substanzen ist, die Gelenkschwellungen im Zusammenhang mit rheumatischer Arthritis lindern können.

Zutaten:

- 4 Scheiben frische Ananas
- 2 EL Honig
- 1 TL Zitronensaft

Zubereitung:

Zum Marinieren: Honig, Brandy und Zitronensaft in eine nicht-poröse Glasschüssel geben. Vermischen und Ananas hinzugeben; gut mit der Marinadenmischung bedecken. Das Gericht abdecken und im Kühlschrank für eine Stunde ziehen lassen.

Grill auf mittlere Hitze erwärmen und leicht mit Öl bestreichen.

Die Ananas aus der Schüssel nehmen und die überschüssige Marinade entfernen. Die Ananas direkt auf den Grill oder in einen Korb legen und für 10 Minuten grillen. Gelegentlich wenden bis die Ananas heiß und karamelisiert sind.

Nährwertangaben :
Kalorien : 59kcal, Fett : 0,1, Kohlenhydrate : 11,8g, Proteine : 0,3g

45.   Herr Ananas

Beschreibung:

Ananas ist reich an Magnesium, Mangan und einem wichtigen Enzym bekannt als Bromelain. Sie enthält auch Kupfer, Potassium, Vitamin B1, Vitamin B6, Eisen, Folsäuren und Patothensäure.

Zutaten:

- 1 Tasse brauner Zucker

- 2 TL gemahlener Zimt

- 1 Ananas – geschält, entkernt und in 6 Scheiben geschnitten

Zubereitung:

Einen Außengrill auf mittlerer Stufe erhitzen und mit Öl bestreichen.

Braunen Zucker und Zimt in einer Schüssel vermengen. Die Zuckermischung in eine Plastiktüte geben. Die Ananas in die Tüte geben und schütteln, um die Scheiben gleichmäßig zu bedecken.

Die Ananasscheiben auf dem vorgeheizten Grill erhitzen, etwa 3 bis 5 Minuten pro Seite.

Nährwertangaben:

Kalorien : 225kcal, Fett : 0,3g, Kohlenhydrate :66g, Proteine :1,3g, Natrium :13mg

46.   Barsch zum Abendessen

Beschreibung:

Wenn du mehr als eine Portion Fisch pro Woche für mindestens 10 Jahre istt, reduziert sich dein Arthritis-Risiko um 29%.

Zutaten:

- 1 Zitrone, entsaftet

- 3 EL Olivenöl

- 2 EL gehackte frische Petersilie

- 1 Prise gemahlene Pfefferflocken

- 1 Prise Salz

- 1 Pfund gehäuteter Wildbarsch

Zubereitung:

Zitronensaft, Olivenöl, Petersilie, Pfefferflocken und Salz in einer Schüssel vermischen. Die Barschfilets hinzugeben und 10 Minuten marinieren.

Den Außengrill auf mittlerer Stufe erhitzen und leicht mit Öl bestreichen.

Den Barsch auf dem vorgeheizten Grill erhitzen bis sich der Barsch leicht mit einer Gabel drücken lässt – etwa 5 Minuten von jeder Seite. Die restliche Marinade entfernen.

Nährwertangaben:

Kalorien : 226kcal, Fett: 15,5g, Kohlenhydrate: 3,1g, Proteine: 21,8g, Natrium: 179mg

47. Alte Birne

Beschreibung:

Eine Birne enthält bis zu 11 Prozent unseres Tagesbedarfs an Vitamin C und 9,5 Prozent unseres Tagesbedarfs an Kupfer. Birnen wird auch nachgesagt, mehr Nährstoffe pro Kalorie zu haben, als irgendein anderer Nährstoff.

Zutaten:

- 1 reife Birne – geschält, entkernt und geschnitten
- 1/2 Tasse Weißwein
- 1 Zehe Knoblauch, gehackt
- 2 TL Dijonsenf
- 1/4 Tasse Balsamicoessig
- 1 TL gemahlener schwarzer Pfeffer
- 1/4 TL Mehrsalz
- 1/2 Tasse Olivenöl

Zubereitung:

Birnen, Weißwein, Knoblauch, Dijonsenf, Balsamicoessig, schwarzer Pfeffer und Meersalz vermischen; Olivenöl darübertröpfeln und weiter verrühren. Einige Sekunden länger durchmischen bis das Salatdressing dickflüssig und cremig ist.

Nährwertangaben:

Kalorien : 101kcal, Fett : 9g, Kohlenhydrate : 3,6g, Proteine : 0,1g, Natrium : 60mg

48. Japanischer eingelegter Ingwer

Beschreibung:

Hast du Ingwer in deinem Gewürzregal? Vielleicht sollte es in deinem Medizinschrank sein. Es kann nicht nur ein oft genutztes leckeres Gewürz sein, sondern auch Bauchschmerzen und Übelkeit lindern und Studien haben auch gezeigt, dass es bei Schmerzen und Entzündungen ebenfalls helfen kann.

Zutaten:

- 125g frischer Ingwer, geschält
- 1 TL Salz
- 60ml (1/4 Tasse) Reisweinessig
- 60ml (1/4 Tasse) Wasser
- 55g (1/4 Tasse) Streuzucker

Zubereitung:

Zucker in dünne Scheiben schneiden. In eine Schüssel geben und mit Salz bestreuen. Gut verrühren. 30 Minuten beiseitestellen damit das Salz überschüssige Flüssigkeit entziehen kann.

Verrühre Weißweinessig, Wasser und Zucker in einem kleinen Topf über mittlerer Hitze bis der Zucker aufgelöst ist. Temperatur auf höchste Stufe erhöhen. Zum Kochen bringen. Die Essigmischung über den Ingwer geben. 5 Minuten beiseitestellen und abkühlen lassen. Abdecken und im Kühlschrank für 24 Stunden ziehen lassen, damit sich die Aromen entfalten können.

Nährwertangaben:
Kalorien: 16kcal, Kohlenhydrate :3,5g

49. Brillanz von Wassermelonen und Ingwer

Beschreibung:

Die entzündungshemmenden Eigenschaften helfen Schmerzen zu beseitigen und verbessern die Auswirkungen aller Arten von Arthritis. Vermische Wassermelonen und Ingwer und nutze sie beide.

Zutaten:

- 1kg kernlose Wassermelone, entkernt und geschält

- 2 Tassen Eiswürfel

- 1/4 Tasse frische Minzblätter

- 2 EL Streuzucker

- 1 TL feingemahlener frischer Ingwer

Zubereitung:

Wassermelone in einen Mixer geben. Mixen bis kleine Stücke entstehen. Eis, Minzblätter, Zucker und Ingwer hinzugeben. Mixen bis das Eis gecrushed ist.

In Serviergläser füllen und direkt servieren.

Nährwertangaben:

Kalorien : 114kcal, Fett : 1g, Kohlenhydrate : 24g, Proteine : 1g, Natrium : 5,31mg

50.   Eingelegte Zwiebeln

Beschreibung:

Zwiebeln haben wenige Kalorien, fast kein Fett und sind voll von wertvollen Inhaltsstoffen, die Entzündungen von Arthritis und verwandten Erkrankungen bekämpfen. Ein Flavanoid, das in Zwiebeln gefunden wird, nennt sich Quercetin und kann Entzündungen vermeiden.

Zutaten:

- 1 rote Zwiebel, zerkleinert
- 1/2 Tasse Rotweinessig
- 3 EL destillierter Weißweinessig
- 1 1/2 EL Salz
- 1 TL weißer Zucker

Zubereitung:

Zwiebeln, Rotweinessig, Weißweinessig, Salz und Zucker in einem Topf über mittlerer Hitze zum Kochen bringen. Von der Hitze nehmen und einige Minuten abkühlen lassen bis die Zwiebeln gar sind – etwa 20 Minuten.

Nährwertangaben:

Kalorien : 19kcal, Fett : 0g, Kohlenhydrate : 4,5g, Proteine : 0,2g, Natrium : 1745mg

51.   Zweiklang Trauben

Beschreibung:

Wie macht man an cooles Dessert in einem heißen Sommer und lindert gleichzeitig die Arthritisschmerzen? Lasst uns gegen die Hitze und Schmerzen ankämpfen mit diesen süßen Trauben.

Zutaten:

- 500g rote Trauben, gepflückt

- 500g grüne Trauben, gepflückt

- 750ml (3 Tassen) Wasser

- 270g (1/4 Tassen) Streuzucker

Zubereitung:

Rote Trauben in den Behälter eines Mixers geben und pürieren. Durch ein feines Sieb in eine mittlere Schüssel gießen – dabei zart mit der Rückseite eines Löffels drücken, um so viel Flüssigkeit wie möglich zu gewinnen. Die Haut und Kerne entfernen. Den Vorgang mit den grünen Trauben wiederholen.

Wasser und Zucker in einem Topf bei niedriger Hitze vermengen. Kochen und für 2-3 Minuten verrühren bis sich der Zucker auflöst. Die Temperatur auf mittlere Stufe erhöhen und zum köcheln bringen. Für 8-19 Minuten köcheln bis der Sirup sich verdickt. Von der Herdplatte nehmen und 10 Minuten abkühlen lassen.

Die Hälfte der Zuckermischung zu den roten Trauben geben und die andere Hälfte zu den grünen Trauben. In zwei getrennte Behälter geben und verschließen. Im Gefrierfach 3-4 Stunden einfrieren bis die Ecken Christalle aufweisen. Mit einer Gabel den Traubensaft grob abbrechen. Wieder verschließen und für weitere 8 Stunden einfrieren.

Die Portion mit weißen Trauben und die mit roten Trauben in Serviergläser geben und sofort anrichten.

Nährwertangaben:
Kalorien : 455kcal, Kohlenhydrate: 107g, Proteine: 2g, Natrium : 10,5mg

52.   Kiwi-Kühler

Beschreibung:

Die Forschung besagt, dass Menschen, die weniger Vitamin C zu sich nehmen, ein größeres Risiko haben an einer Form von Arthritis zu erkranken. Kiwi ist eines der Vitamin-reichsten Früchte!

Zutaten:

- 1/2 Tasse (110g) Streuzucker

- 1/2 Tasse (125ml) kochendes Wasser

- 4 Goldene und 4 grüne Kiwi

- 1/3 Tasse (80ml) Zitronensaft (von 3-4 Zitronen)

- 1/2 Tasse Minzblätter

- 2 Tassen Eiswürfel

- 1 Tasse (250ml) Mineralwasser

Zubereitung:

In einer großen Kanne ½ Tasse (110g) Zucker in ½ Tasse (125 ml) kochendem Wasser auflösen, dann in einem Eisbad oder Gefrierfach abkühlen lassen. 4 goldene und 4 grüne Kiwi schälen und grob zerkleinern. Dann gemeinsam mit dem abgekühlten Sirup, 1/3 Tasse (80ml) Zitronensaft,

½ Tasse Minzblätter und zwei Tassen Eiswürfeln pürieren. In einen Krug geben und mit bis zu 1 Tasse (250 ml) Mineralwasser vermischen – alternativ auf Gläser verteilen und mit Wein oder Wasser auffüllen. Mit extra Minze servieren.

Nährwertangaben:

Kalorien: 92kcal, Kohlenhydrate: 18g, Proteine: 1g, Natrium: 9,6mg

53. Kiwi-Frühstück

Beschreibung:

Iss einige Kiwi und bekomme Vitamin C durch dein Frühstück. Zeit einen neuen Tag zu starten.

Zutaten:

- 4 Kiwi, geschält und geschnitten

- 1 rote Paprikaschote, halbiert, entkernt und in 1 cm große Stücke geschnitten

- 2 Schalotten, fein zerkleinert

- 1/3 Tasse frischer Koriander, fein gehackt

- 2 TL frischer Zitronensaft

Zubereitung:

Kiwi, Paprika, Schalotten, Koriander und Zitronensaft in eine Glas- oder Keramikschüssel geben. Mit Salz und Pfeffer würzen. Zart verrühren bis es gut durchmischt ist.

Nährwertangaben:

Kalorien: 56kcal, Fett: 0,5g, Kohlenhydrate: 11g, Proteine: 2g

54.   Mexikanische Bohnensuppe

Beschreibung:

Bohnen sind voller Eisen und Phytonährstoff, der hilft CRP zu reduzieren – einem Entzündungsindikator im Blut. Bohnen sind auch eine hervorragende und günstige Proteinquelle, mit etwa 15 Gramm pro Tasse, die wichtig für die Muskelgesundheit ist.

Zutaten:

- 1 EL Olivenöl

- 1 Zwiebeln, zerkleinert

- 1 Zehe Knoblauch, zerstoßen

- 2 1/2 Tassen Bio-Hühnerbrühe

- 400g gestückelte Tomaten

- 2 EL Tomatenmark

- 420g Bohnen, entwässert

- 1 kleine rote Paprika, zerkleinert

- 1 kleine grüne Paprika, zerkleinert

- 1 TL Mexikanisches Gewürz

- Frische Basilikumblätter, zum garnieren

Zubereitung:

Öl, Zwiebeln und Knoblauch in einem großen Topf über mittlerer Hitze vermengen. Für 1-2 Minuten unter gelegentlichem Umrühren kochen bis alles weich ist.

Brühe, Tomaten und Tomatenmark hinzugeben. Zum Kochen bringen und für 10 Minuten köcheln lassen.

Bohnen, Paprika und Gewürze hinzugeben. Für 5 Minuten kochen. Mit Salz und Pfeffer würzen. In Schüsseln geben und mit frischem Basilikum bestreuen.

Nährwertangaben:

Kalorien: 742kcal, Fett: 6g, Kohlenhydrate: 20g, Proteine: 8g, Natrium: 1155mg

55. Nachmittagssuppe

Beschreibung:

Karotten bekommen ihre typische Farbe von Karotenoiden wie Beta-Kryptoxantin. Die Aufnahme von Nahrung, die reich an Beta-Kryptoxantin ist, kann dein Risiko reduzieren, an rheumatischer Arthritis und anderen Entzündungen zu erkranken.

Zutaten:

- 1 EL Olivenöl
- 1 Lauch, längs halbiert, fein geschnitten
- 6 Karotten, geschält und zerkleinert
- 4cm Stück Ingwer, geschält und zermahlen
- 2 Tassen Salz-reduzierte Gemüsebrühe
- 2 Tassen Wasser
- Leichter Sauerrahm, zum servieren
- Frischer Dill, zum servieren
- Toast, zum servieren

Zubereitung:

Öl in einem großen Topf bei mittlerer Hitze erwärmen. Lauch, Karotten und Ingwer hinzugeben. Unbedeckt kochen und gelegentlich umrühren – etwa 8 Minuten lang oder bis das Gemüse anfängt gar zu werden.

Brühe und Wasser in den Topf geben. Zum Kochen bringen. Temperatur auf mittlere bis niedrige Stufe reduzieren. Zugedeckt für 20 Minuten köcheln lassen bis die Karotten komplett gar sind.

Vom Herd nehmen. Beiseitestellen und abkühlen lassen. Suppe mit einem Pürierstab bearbeiten. In den Topf zurückgeben. Bei mittlerer Temperatur erwärmen, bis die Suppe heiß ist. Mit Salz und Pfeffer würzen.

Suppe in Schüsseln gießen. Mit Sauerrahm und Dill garnieren. Mit Toast servieren.

Nährwertangaben:
Kalorien: 97kcal, Fett: 5g, Kohlenhydrate: 8g, Proteine: 2g, Natrium: 520mg

Saft Rezepte

1.   Kirsch-Gurken-Saft

Zutaten:

- 450 g frische Kirschen, entsteint

- 1 große Gurke, geschnitten

- 1 große Zitrone, geschält

- 1 mittelgroßer Apfel Granny Smith, entkernt

- 60 ml Wasser

Zubereitung:

Kirschen mit einem Sieb unter kaltem, fließendem Wasser waschen. Halbieren und Kerne entfernen. Zur Seite stellen.

Gurke waschen und in dicke Scheiben schneiden. Zur Seite stellen.

Zitrone schälen und der Länge nach halbieren. Zur Seite stellen.

Apfel waschen und Kernhaus entfernen. In mundgerechte Stücke schneiden und zur Seite stellen.

Kirschen, Gurke, Zitrone und Apfel in einen Entsafter geben und verarbeiten, bis alles zu Saft verarbeitet ist. In Gläser geben und Wasser unterrühren. Vor dem Servieren ein paar Eiswürfel zugeben.

Guten Appetit!

Nährwertangaben pro Portion: Kcal: 296, Proteine: 6,6 g, Kohlenhydrate: 88,4 g, Fette: 1,4 g

2. Orangen-Apfel-Saft

Zutaten:

- 2 große Orangen, geschält

- 2 große Aprikosen, entsteint

- 450 g Granatapfelkerne

- 100 g grüne Trauben

- 1 große Zitrone, geschält

- 1 kleine Scheibe Ingwer, geschält

Zubereitung:

Orangen schälen und in Spalten schneiden. Zur Seite stellen.

Aprikosen waschen und halbieren. Kerne entfernen und in kleine Stücke schneiden. Zur Seite stellen.

Mit einem scharfen Messer den Granatapfel oben abschneiden. An jeder weißen Membrane in der Frucht entlang schneiden. Die Kerne in einen Messbecher geben und zur Seite stellen.

Zitrone schälen und der Länge nach halbieren. Zur Seite stellen.

Ingwerscheibe schälen und zur Seite legen.

Orangen, Aprikosen, Granatapfel, Zitrone und Ingwer in einen Entsafter geben. Verarbeiten bis alles zu Saft verarbeitet ist und in Gläsern anrichten. Vor dem Servieren für 20 Minuten kalt stellen.

Nährwertangaben pro Portion: Kcal: 294, Proteine: 7,2 g, Kohlenhydrate: 88,9 g, Fette: 2,3 g

3. Heidelbeer-Minz-Saft

Zutaten:

- 100 g Heidelbeeren

- 20 g frische Minze, gerupft

- 1 großer rote Apfel, entkernt

- 1 große Gurke, geschnitten

- 60 ml Kokoswasser

Zubereitung:

Heidelbeeren in ein Sieb geben und unter kaltem, fließendem Wasser waschen. Abtropfen und zur Seite stellen.

Minze gründlich waschen und mit den Händen rupfen. Zur Seite stellen.

Apfel waschen und halbieren. Kerne entfernen und in mundgerechte Stücke schneiden. Zur Seite stellen.

Gurke waschen und vorsichtig schälen. In dünne Scheiben schneiden und zur Seite stellen.

Heidelbeeren, Minze, Apfel und Gurke in eine Entsafter geben. Verarbeiten bis alles zu Saft verarbeitet ist und in

Gläser geben. Kokoswasser einrühren und vor dem Servieren für 15 Minuten kalt stellen oder etwas Eis zugeben.

Guten Appetit!

Nährwertangaben pro Portion: Kcal: 258, Proteine: 4,7 g, Kohlenhydrate: 74,6 g, Fette: 1,6 g

4.   Erdbeer-Mango-Saft

Zutaten:

- 6 große Erdbeeren, gewürfelt

- 165 g Mango, geschält und gewürfelt

- 160 g Cantaloupe-Melone, gewürfelt

- 1 große Gurke, geschnitten

- 60 ml Kokoswasser

Zubereitung:

Erdbeeren waschen und in mundgerechte Stücke schneiden. Zur Seite stellen.

Mango schälen und in kleine Stücke schneiden. Messbecher füllen und den Rest für später aufbewahren.

Cantaloupe-Melone halbieren und Kerne entfernen. In zwei Spalten schneiden und schälen. In Stücke schneiden und in den Messbecher geben. Den Rest der Cantaloupe-Melone im Kühlschrank aufbewahren.

Gurke waschen und in dicke Scheiben schneiden. Zur Seite stellen.

Erdbeeren, Mango, Cantaloupe-Melone und Gurke in einen Entsafter geben und verarbeiten, bis alles zu Saft verarbeitet ist. In Gläsern anrichten und Kokoswasser einrühren. Vor dem Servieren für 30 Minuten kalt stellen.

Guten Appetit!

Nährwertangaben pro Portion: Kcal: 209, Proteine: 5,3 g, Kohlenhydrate: 56,6 g, Fette: 1,5 g

5. Avocado-Zitronen-Saft

Zutaten:

- 150 g Avocado, entsteint und gewürfelt

- 1 große Gurke, geschnitten

- 1 große Zitrone, geschält

- 225 g frischer Spinat, gerupft

- 1 große Limette, geschält

- 1 kleine Ingwerknolle, geschält

- 60 ml Wasser

Zubereitung:

Avocado schälen und halbieren. Kern entfernen und in Würfel scheiden. Zur Seite stellen.

Gurke waschen und in dicke Scheiben schneiden. Zur Seite stellen.

Zitrone und Limette schälen. Der Länge nach halbieren und zur Seite legen.

Spinat gründlich waschen und mit den Händen rupfen. Zur Seite stellen.

Ingwer schälen und zur Seite legen.

Avocado, Gurke, Limette, Zitrone, Spinat und Ingwer in einen Entsafter geben. Verarbeiten bis alles zu Saft verarbeitet ist und in Gläser geben. Wasser einrühren und vor dem Servieren für 20 Minuten kalt stellen.

Guten Appetit!

Nährwertangaben pro Portion: Kcal: 269, Proteine: 6,7 g, Kohlenhydrate: 35 g, Fette: 22,6 g

6.   Artischoken-Kurkuma-Saft

Zutaten:

- 1 große Artischoke, geschält und gewürfelt

- 100 g Rosenkohl, geschnitten

- 1 große Karotte, geschnitten

- 100 g frische Sellerie, gewürfelt

- 180 g Rübengrün, gehackt

- 1 großer grüner Apfel, entkernt

- ½ TL Kurkuma, gemahlen

- 60 ml Wasser

Zubereitung:

Die äußeren Blätter der Artischoke mit einem scharfen Messer entfernen. In kleine Stücke schneiden und zur Seite stellen.

Die äußeren Blätter des Rosenkohls entfernen und gründlich waschen. Halbieren und zur Seite legen.

Karotten waschen und in dünne Scheiben schneiden. Zur Seite stellen.

Sellerie waschen und in mundgerechte Stücke schneiden. Zur Seite stellen.

Apfel waschen und halbieren. Kerne entfernen und in mundgerechte Stücke schneiden. Zur Seite stellen.

Rübengrün gründlich waschen und mit den Händen rupfen. Zur Seite stellen.

Artischoke, Rosenkohl, Karotten, Sellerie, Rübengrün und Apfel in einen Entsafter geben. Verarbeiten bis alles zu Saft verarbeitet ist und in Gläsern anrichten. Kurkuma und Wasser unterrühren. Vor dem Servieren etwas Eis zugeben.

Nährwertangaben pro Portion: Kcal: 205, Proteine: 11,3 g, Kohlenhydrate: 66,7 g, Fette: 1,4 g

7.   Wassermelonen-Orangen-Saft

Zutaten:

- 300 g Wassermelone, gewürfelt

- 1 große Orange, geschält

- 125 g Himbeeren

- 1 große Kiwi, geschält

- 60 ml Kokoswasser

Zubereitung:

Wassermelone der Länge nach halbieren. Für 300 g brauchen Sie ungefähr 2 große Spalten. Schälen und in Stücke schneiden. Kerne entfernen und zur Seite legen. Den Rest der Melone für ein anderes Saftrezept im Kühlschrank aufbewahren. Zur Seite stellen.

Orangen schälen und in Spalten schneiden. Zur Seite stellen.

Himbeeren unter kaltem, fließendem Wasser waschen. Abtropfen und zur Seite stellen.

Kiwi schälen und der Länge nach halbieren. Zur Seite stellen.

Wassermelone, Orangen, Himbeeren und Kiwi in einen Entsafter geben. Verarbeiten bis alles zu Saft verarbeitet ist und in Gläser geben. Kokoswasser einrühren und vor dem Servieren für 15 Minuten kalt stellen.

Nährwertangaben pro Portion: Kcal: 232, Proteine: 5,8 g, Kohlenhydrate: 71,4 g, Fette: 1,8 g

8.   Gesalzener Rüben-Tomaten-Saft

Zutaten:

- 500 g Rüben, geschnitten

- 1 große Roma Tomate, gewürfelt

- 1 große Gurke, geschnitten

- 3 große Rettiche, geschnitten

- ½ TL frischer Rosmarin, gehackt

- ¼ TL Meersalz

- 30 ml Wasser

Zubereitung:

Rüben waschen und die grünen Blätter entfernen. In kleine Stücke schneiden und zur Seite stellen.

Tomaten waschen und in eine Schüssel geben. In mundgerechte Stücke schneiden und beim Schneiden den Tomatensaft auffangen. Zur Seite stellen.

Gurke waschen und in dünne Scheiben schneiden. Zur Seite stellen.

Rettiche waschen und die grünen Blätter entfernen. Halbieren und zur Seite legen.

Rüben, Tomate, Gurke, Rettiche und Rosmarin in einen Entsafter geben. Verarbeiten bis alles zu Saft verarbeitet ist und in Gläsern anrichten. Salz und Wasser einrühren. Vor dem Servieren für 10 Minuten kalt stellen.

Guten Appetit!

Nährwertangaben pro Portion: Kcal: 152, Proteine: 8,2 g, Kohlenhydrate: 44,9 g, Fette: 1,2 g

9.   Paprika-Kürbis-Saft

Zutaten:

- 3 große rote Paprika, gewürfelt

- 200 g Butternusskürbis, gewürfelt

- 130 g Pastinake, geschnitten

- 1 EL frische Petersilie, gehackt

- 60 ml Wasser

Zubereitung:

Paprika waschen und der Länge nach halbieren. Kerne entfernen und in kleine Stücke schneiden.

Butternusskürbis schälen und die Kerne mit einem Löffel entfernen. In kleine Würfel schneiden und in den Messbecher geben. Den Rest des Kürbis für ein anderes Rezept aufbewahren. In Frischhaltefolie wickeln und kühl stellen.

Pastinake waschen und schälen. In dünne Scheiben schneiden und zur Seite stellen.

Paprika, Butternusskürbis, Pastinake und Petersilie in einen Entsafter geben. Verarbeiten bis alles zu Saft verarbeitet ist und in Gläsern anrichten. Wasser und etwas Eis einrühren.

Sofort servieren.

Nährwertangaben pro Portion: Kcal: 238, Proteine: 7,9 g, Kohlenhydrate: 70,2 g, Fette: 2,1 g

10. Papaya-Granatapfel-Saft

Zutaten:

- 1 große Papaya, geschält und gewürfelt

- 450 g Granatapfelkerne

- 1 großer grüner Apfel, entkernt

- 1 EL frische Minze, gehackt

- 60 ml Wasser

Zubereitung:

Papaya schälen und der Länge nach halbieren. Die schwarzen Kerne und das Fleisch mit einem Löffel entfernen. In kleine Stücke schneiden und zur Seite stellen.

Mit einem scharfen Messer den Granatapfel oben abschneiden. An jeder weißen Membrane in der Frucht entlang schneiden. Die Kerne in einen Messbecher geben und zur Seite stellen.

Apfel waschen und halbieren. Die Kerne mit einem scharfen Messer entfernen und in mundgerechte Stücke schneiden. Zur Seite stellen.

Papaya, Granatapfel, Apfel und Minze in einen Entsafter geben. Verarbeiten bis alles zu Saft verarbeitet ist und in

Gläsern anrichten. Wasser einrühren und vor dem Servieren für 15 Minuten kalt stellen.

Nährwertangaben pro Portion: Kcal: 438, Proteine: 6,1 g, Kohlenhydrate: 129 g, Fette: 3,4 g

11. Pflaumen-Brombeer-Saft

Zutaten:

- 5 große Pflaumen, entsteint

- 290 g Brombeeren

- 1 große Zitrone, geschält

- 160 g dunkle Trauben

- 1 mittelgroßer Apfel Golden delicious, entkernt

- 60 ml Wasser

- 1 TL flüssiger Honig

Zubereitung:

Pflaumen waschen und halbieren. Kerne entfernen und in kleine Stücke schneiden. Zur Seite stellen.

Brombeeren unter kaltem, fließendem Wasser waschen. Abtropfen und zur Seite stellen.

Zitrone schälen und der Länge nach halbieren. Zur Seite stellen.

Trauben waschen und zur Seite stellen.

Apfel waschen und halbieren. Kerne entfernen und in mundgerechte Stücke schneiden. Zur Seite stellen.

Pflaumen, Brombeeren, Zitrone, dunkle Trauben und Apfel in einen Entsafter geben. Verarbeiten bis alles zu Saft verarbeitet ist und in Gläsern anrichten. Honig und Wasser unterrühren. Etwas Eis zugeben und sofort servieren.

Guten Appetit!

Nährwertangaben pro Portion: Kcal: 344, Proteine: 8 g, Kohlenhydrate: 110 g, Fette: 3,1 g

12.   Ananas-Limetten-Saft

Zutaten:

- 225 g Ananasstücke

- 2 große Limetten, geschält

- 165 g Guave, gewürfelt

- 1 große Gurke, geschnitten

- 1 EL frischer Basilikum, gehackt

- 60 ml Wasser

Zubereitung:

Mit einem scharfen Messer die Ananas oben abschneiden und schälen. In kleine Stücke schneiden und in den Messbecher geben. Den Rest der Ananas im Kühlschrank aufbewahren.

Limetten schälen und der Länge nach halbieren. Zur Seite stellen.

Guave waschen und in Stücke schneiden. Messbecher füllen und den Rest für ein anderes Rezept im Kühlschrank aufbewahren.

Gurke waschen und in dünne Scheiben schneiden. Zur Seite stellen.

Ananas, Limetten, Guave, Gurke und Basilikum in einen Entsafter geben. Verarbeiten bis alles zu Saft verarbeitet ist und in Gläsern anrichten. Wasser einrühren und vor dem Servieren für 15 Minuten kalt stellen.

Nährwertangaben pro Portion: Kcal: 158, Proteine: 4,7 g, Kohlenhydrate: 47,9 g, Fette: 1,1 g

13.   Cranberry-Birnen-Saft

Zutaten:

- 100 g Cranberries

- 1 große Birne, entkernt

- 1 großer grüner Apfel, entkernt

- 3 große Erdbeeren, gewürfelt

- 1 große Orange, geschält

- ¼ TL Muskatnuss, gemahlen

- 60 ml Kokoswasser

Zubereitung:

Cranberries unter kaltem, fließendem Wasser waschen. Abtropfen und zur Seite stellen.

Birne waschen und der Länge nach halbieren. Kerne entfernen und in mundgerechte Stücke schneiden. Zur Seite stellen.

Apfel waschen und halbieren. Kerne entfernen und in mundgerechte Stücke schneiden. Zur Seite stellen.

Erdbeeren waschen und in kleine Stücke schneiden. Zur Seite stellen.

Orangen schälen und in Spalten schneiden. Zur Seite stellen.

Birne, Apfel, Erdbeeren, Orange und Muskatnuss in einen Entsafter geben. Verarbeiten bis alles zu Saft verarbeitet ist und in Gläsern anrichten. Wasser einrühren und vor dem Servieren kalt stellen oder etwas Eis zugeben.

Nährwertangaben pro Portion: Kcal: 158, Proteine: 4,7 g, Kohlenhydrate: 47,9 g, Fette: 1,1 g

14. Karotten-Orangen-Saft

Zutaten:

- 5 große Karotten, geschält

- 1 große Orange, geschält und in Spalten geschnitten

- 1 große Zitrone, geschält

- 75 g Römersalat, gerupft

- 1 große Gurke, geschnitten

- ¼ TL Kurkuma, gemahlen

Zubereitung:

Karotten schälen und waschen. In dünne Scheiben schneiden und zur Seite stellen.

Orangen schälen und in Spalten schneiden. Zur Seite stellen.

Zitrone schälen und der Länge nach halbieren. Zur Seite stellen.

Salat gründlich waschen und mit den Händen rupfen. Zur Seite stellen.

Gurke waschen und in dünne Scheiben schneiden. Zur Seite stellen.

Karotten, Orangen, Zitrone, Salat und Gurke in eine Entsafter geben. Verarbeiten bis alles zu Saft verarbeitet ist und in Gläsern anrichten. Kurkuma einrühren und vor dem Servieren etwas Eis zugeben. Guten Appetit!

Nährwertangaben pro Portion: Kcal: 232, Proteine: 8,2 g, Kohlenhydrate: 74 g, Fette: 1,7 g

15.   Spargel-Kohlblätter-Saft

Zutaten:

- 220 g Spargel, geschnitten

- 100 g Kohlblätter, gerupft

- 34 g Brunnenkresse, gerupft

- 1 grüne Paprika, gewürfelt

- 1 große Gurke, geschnitten

- 60 ml Wasser

- ¼ TL Salz

Zubereitung:

Spargel waschen und die holzigen Enden abschneiden. In mundgerechte Stücke schneiden und in den Messbecher geben. Den Rest für einen anderen Saft aufbewahren.

Kohlblätter und Brunnenkresse in einem Sieb vermengen. Gründlich unter kaltem, fließendem Wasser waschen und mit den Händen zerrupfen. Zur Seite stellen.

Paprika waschen und der Länge nach halbieren. Kerne entfernen und in kleine Stücke schneiden. Zur Seite stellen.

Gurke waschen und in dünne Scheiben schneiden. Zur Seite stellen.

Spargel, Kohlblätter, Paprika und Gurke in einen Entsafter geben und verarbeiten, bis alles zu Saft verarbeitet ist. In Gläsern anrichten und Salz und Wasser einrühren. Vor dem Servieren für 15 Minuten kalt stellen.

Nährwertangaben pro Portion: Kcal: 86, Proteine: 8,2 g, Kohlenhydrate: 26,1 g, Fette: 1 g

16.   Süßkartoffel-Gemüse-Smoothie

Zutaten:

- 120 g Süßkartoffeln, geschält

- 1 großer Fenchel, gewürfelt

- 36 g Mangold, gerupft

- 75 g roter Blattsalat, gerupft

- 225 g frischer Spinat, gerupft

- 1 kleiner Blumenkohlkopf, gewürfelt

- 1 große Zitrone, geschält

Zubereitung:

Süßkartoffel schälen und in kleine Stücke schneiden. Messbecher füllen und den Rest für ein anderes Rezept aufbewahren.

Fenchelknolle waschen und die welken äußeren Blätter entfernen. In kleine Stücke schneiden und zur Seite stellen.

Mangold, roten Blattsalat und Spinat in ein Sieb geben. Unter kaltem, fließendem Wasser waschen und abtropfen. Mit den Händen rupfen und zur Seite stellen.

Die äußeren Blätter des Blumenkohl entfernen. Waschen und in kleine Stücke schneiden. Zur Seite stellen.

Zitrone schälen und der Länge nach halbieren. Zur Seite stellen.

Kartoffel, Fenchel, Mangold, Blumenkohl und Zitrone in einen Entsafter geben und verarbeiten, bis sie gut entsaftet sind. In Gläsern anrichten und vor dem Servieren ein paar Eiswürfel zugeben.

Nährwertangaben pro Portion: Kcal: 218, Proteine: 14,3 g, Kohlenhydrate: 67,7 g, Fette: 1,9 g

17.   Fenchel-Rosenkohl-Saft

Zutaten:

- 1 mittelgroße Fenchelknolle, gewürfelt

- 100 g Rosenkohl, halbiert

- 1 große gelbe Paprika, gewürfelt

- 1 große Gurke, geschnitten

- ¼ TL Salz

- 60 ml Wasser

Zubereitung:

Fenchelstiele abschneiden und die welken äußeren Blätter entfernen. In mundgerechte Stücke schneiden und zur Seite stellen.

Rosenkohl waschen und die äußeren Blätter entfernen. Halbieren und zur Seite legen.

Paprika waschen und der Länge nach halbieren. Kerne entfernen und in kleine Stücke schneiden. Zur Seite stellen.

Gurke waschen und in dünne Scheiben schneiden. Zur Seite stellen.

Fenchel, Rosenkohl, Paprika und Gurke in einen Entsafter geben. Verarbeiten bis alles zu Saft verarbeitet ist und Salz und Wasser einrühren. Vor dem Servieren für 10 Minuten kalt stellen.

Nährwertangaben pro Portion: Kcal: 151, Proteine: 9,7 g, Kohlenhydrate: 47,6 g, Fette: 1,4 g

18.   Wassermelonen-Pfirsich-Saft

Zutaten:

- 150 g Wassermelone, gewürfelt

- 2 große Pfirsiche, entsteint

- 1 großer grüner Apfel, entkernt

- 5 frische Kirschen, entsteint

- 90 ml Kokoswasser

Zubereitung:

Wassermelone der Länge nach halbieren. Für 150 g brauchen Sie ungefähr 1 große Spalte. Schälen und in Stücke schneiden. Kerne entfernen und zur Seite legen. Den Rest der Melone für ein anderes Saftrezept im Kühlschrank aufbewahren.

Pfirsiche waschen und halbieren. Kerne entfernen und in mundgerechte Stücke schneiden. Zur Seite stellen.

Apfel waschen und halbieren. Kerne entfernen und in mundgerechte Stücke schneiden. Zur Seite stellen.

Kirschen waschen und halbieren. Kerne entfernen und zur Seite legen.

Wassermelone, Pfirsiche, Apfel und Kirschen in einem Entsafter verarbeiten. In Gläsern anrichten und Kokoswasser einrühren. Etwas Eis zugeben und sofort servieren.

Nährwertangaben pro Portion: Kcal: 276, Proteine: 5,4 g, Kohlenhydrate: 47,6 g, Fette: 1,6 g

19.   Spinat-Apfel-Saft

Zutaten:

- 225 g frischer Spinat, gerupft

- 1 großer rote Apfel, entkernt

- 220 g Wildspargel, geschnitten

- 100 g Kohlblätter, gerupft

- 75 g Sareptasenf, gerupft

- 60 ml Wasser

Zubereitung:

Spinat, Kohlblätter und Sareptasenf in ein großes Sieb geben. Unter kaltem, fließendem Wasser waschen und abtropfen. Mit den Händen rupfen und zur Seite stellen.

Apfel waschen und halbieren. Kerne entfernen und in mundgerechte Stücke schneiden. Zur Seite stellen.

Spinat, Kohlblätter, Sareptasenf und Apfel in einen Entsafter geben und verarbeiten, bis alles zu Saft verarbeitet ist. In Gläser geben und Wasser unterrühren. Vor dem Servieren für 15 Minuten kalt stellen.

Guten Appetit!

Nährwertangaben pro Portion: Kcal: 207, Proteine: 16,1 g, Kohlenhydrate: 58,6 g, Fette: 2,5 g

20.   Pflaumen-Kohl-Saft

Zutaten:

- 5 große Pflaumen, entsteint

- 100 g Rotkohl, gehackt

- 144 g Brombeeren

- 1 große Gurke, geschnitten

- 60 ml Wasser

Zubereitung:

Pflaumen waschen und halbieren. Kerne entfernen und in vierteln. Zur Seite stellen.

Kohl gründlich unter kaltem, fließendem Wasser waschen. Abtropfen und grob hacken. Zur Seite stellen.

Brombeeren mit einem Sieb unter kaltem, fließendem Wasser waschen. Abtropfen und zur Seite stellen.

Gurke waschen und in dünne Scheiben schneiden. Zur Seite stellen.

Pflaumen, Kohl, Brombeeren und Gurke in einen Entsafter geben und verarbeiten, bis alles zu Saft verarbeitet ist. In

Gläser geben und Wasser unterrühren. Vor dem Servieren für 15 Minuten kalt stellen.

Nährwertangaben pro Portion: Kcal: 221, Proteine: 7,5 g, Kohlenhydrate: 69,1 g, Fette: 2,1 g

21. Butternusskürbis-Tomaten-Saft

Zutaten:

- 125 g Butternusskürbis, gewürfelt

- 1 große Tomate, gewürfelt

- 1 große Zitrone, geschält

- 1 große Orange, geschält

- 1 große Birne, entkernt und gewürfelt

- 60 ml Wasser

- 1 TL flüssiger Honig

Zubereitung:

Butternusskürbis waschen und halbieren. Die Kerne mit einem Löffel entfernen. In kleine Stücke schneiden und in den Messbecher geben. Den Rest für einen anderen Saft aufbewahren.

Tomaten waschen und in eine Schüssel geben. In mundgerechte Stücke schneiden und beim Schneiden den Saft auffangen. Zur Seite stellen.

Zitrone schälen und der Länge nach halbieren. Zur Seite stellen.

Orangen schälen und in Spalten schneiden. Zur Seite stellen.

Birne waschen und der Länge nach halbieren. Kerne entfernen und in mundgerechte Stücke schneiden. Zur Seite stellen.

Butternusskürbis, Tomate, Zitrone, Orange und Birne in einen Entsafter geben. Verarbeiten bis alles zu Saft verarbeitet ist und in Gläsern anrichten. Wasser und Honig einrühren. Etwas Eis zugeben und sofort servieren.

Nährwertangaben pro Portion: Kcal: 201, Proteine: 5,9 g, Kohlenhydrate: 66,1 g, Fette: 1,3 g

22. Blumenkohl-Lauch-Saft

Zutaten:

- 1 kleiner Blumenkohlkopf, gewürfelt
- 3 große Lauch, gewürfelt
- 1 große Limette, geschält
- 1 große Zucchini, gewürfelt
- 60 ml Wasser

Zubereitung:

Die äußeren Blätter des Blumenkohl entfernen. Waschen und in kleine Stücke schneiden. Zur Seite stellen.

Lauch waschen und in kleine Stücke schneiden. Zur Seite stellen.

Limette schälen und der Länge nach halbieren. Zur Seite stellen.

Zucchini schälen und halbieren. Kerne entfernen und in kleine Stücke schneiden. Zur Seite stellen.

Blumenkohl, Lauch, Limette und Zucchini in einen Entsafter geben. Verarbeiten bis alles zu Saft verarbeitet ist und

Wasser einrühren. Vor dem Servieren für 10 Minuten kalt stellen.

Guten Appetit!

Nährwertangaben pro Portion: Kcal: 241, Proteine: 13,2 g, Kohlenhydrate: 64,7 g, Fette: 2,6 g

23.   Himbeer-Rüben-Saft

Zutaten:

- 250 g Himbeeren

- 1 großer grüner Apfel, entkernt

- 150 g Rüben, gewürfelt

- 40 g frischer Basilikum, gerupft

- 1 große Zitrone, geschält

- 60 ml Wasser

Zubereitung:

Himbeeren in einem Sieb unter kaltem, fließendem Wasser waschen. Abtropfen und zur Seite stellen.

Apfel waschen und halbieren. Kerne entfernen und in mundgerechte Stücke schneiden. Zur Seite stellen.

Rüben waschen und die grünen Blätter entfernen. In kleine Stücke schneiden und in den Messbecher geben. Den Rest der Blätter für einen anderen Saft aufbewahren.

Basilikum gründlich unter kaltem, fließendem Wasser waschen und mit den Händen zerrupfen. Zur Seite stellen.

Zitrone schälen und der Länge nach halbieren. Zur Seite stellen.

Himbeeren, Apfel, Rüben, Basilikum und Zitrone in einen Entsafter geben. Verarbeiten bis alles zu Saft verarbeitet ist. Wasser einrühren und vor dem Servieren für 10 Minuten kalt stellen.

Guten Appetit!

Nährwertangaben pro Portion: Kcal: 218, Proteine: 7,5 g, Kohlenhydrate: 76,4 g, Fette: 2,5 g

24. Aprikosen-Granatapfel-Saft

Zutaten:

- 1 große Aprikose, entsteint

- 450 g Granatapfelkerne

- 1 große Zitrone, geschält

- 1 große Orange, in Spalten geschnitten

- 1 große Karotte, geschält

- 60 ml Kokoswasser

Zubereitung:

Aprikose waschen und halbieren. Kern entfernt und in kleine Stücke scheiden. Zur Seite stellen.

Mit einem scharfen Messer den Granatapfel oben abschneiden. An jeder weißen Membrane in der Frucht entlang schneiden. Die Kerne in einen Messbecher geben und zur Seite stellen.

Zitrone schälen und der Länge nach halbieren. Zur Seite stellen.

Orangen schälen und in Spalten schneiden. Zur Seite stellen.

Karotten schälen und waschen. In dünne Scheiben schneiden und zur Seite stellen.

Aprikose, Granatapfelkerne, Zitrone, Orange und Karotte in einen Entsafter geben. Verarbeiten bis alles zu Saft verarbeitet ist und in Gläsern anrichten. Kokoswasser einrühren und vor dem Servieren ein paar Eiswürfel zugeben.

Nährwertangaben pro Portion: Kcal: 241, Proteine: 7,3 g, Kohlenhydrate: 73,9 g, Fette: 2,3 g

25. Brokkoli-Kohl-Saft

Zutaten:

- 180 g Brokkoli, geschnitten

- 140 g frischer Kohl, gerupft

- 50 g frischer Petersilie, gerupft

- 1 großer grüner Apfel, gewürfelt

- 225 g frischer Spinat, gerupft

- 60 ml Wasser

Zubereitung:

Brokkoli unter kaltem, fließendem Wasser waschen und in kleine Stücke schneiden. Zur Seite stellen.

Petersilie, Kohl und Spinat in ein Sieb geben und unter kaltem, fließendem Wasser waschen. Abtropfen und mit den Händen rupfen. Zur Seite stellen.

Apfel waschen und halbieren. Kerne entfernen und in mundgerechte Stücke schneiden. Zur Seite stellen.

Brokkoli, Kohl, Petersilie, Apfel und Spinat in einen Entsafter geben. Verarbeiten bis alles zu Saft verarbeitet ist und Wasser einrühren.

Vor dem Servieren für 20 Minuten kalt stellen.

Nährwertangaben pro Portion: Kcal: 223, Proteine: 20,4 g, Kohlenhydrate: 62,1 g, Fette: 3,5 g

26.   Mango-Kirsch-Saft

Zutaten:

- 165 g Mango, gewürfelt

- 230 g frische Kirschen, entsteint

- 200 g grüne Trauben

- 1 große Zitrone, geschält

- 60 ml Wasser

Zubereitung:

Mango waschen und in Stücke schneiden. Messbecher füllen und den Rest für ein anderes Rezept aufbewahren. Zur Seite stellen.

Kirschen waschen und halbieren. Kerne entfernen und zur Seite legen.

Trauben waschen und in den Messbecher geben. Den Rest für einen anderen Saft aufbewahren. Zur Seite stellen.

Zitrone schälen und der Länge nach halbieren. Zur Seite stellen.

Mango, Kirschen, Trauben und Zitrone in einen Entsafter geben und verarbeiten, bis alles zu Saft verarbeitet ist. In Gläser geben und Wasser unterrühren.

Ein paar Eiswürfel zugeben und sofort servieren.

Nährwertangaben pro Portion: Kcal: 302, Proteine: 4,8 g, Kohlenhydrate: 86,3 g, Fette: 1,7 g

27. Grapefruit-Apfelsaft

Zutaten:

- 2 große Grapefruits, geschält

- 1 großer rote Apfel, entkernt

- 2 große Erdbeeren, gewürfelt

- 1 kleine Ingwerknolle, geschält

- 60 ml Kokoswasser

Zubereitung:

Grapefruits schälen und in Spalten schneiden. Zur Seite stellen.

Apfel waschen und halbieren. Kerne entfernen und in mundgerechte Stücke schneiden. Zur Seite stellen.

Erdbeeren waschen und in kleine Stücke schneiden. Zur Seite stellen.

Ingwer schälen und zur Seite legen.

Grapefruits, Apfel, Erdbeeren und Ingwer in einen Entsafter geben. Verarbeiten bis alles zu Saft verarbeitet ist und in Gläsern anrichten. Kokoswasser einrühren und vor dem Servieren für 15 Minuten kalt stellen oder etwas Eis zugeben.

Nährwertangaben pro Portion: Kcal: 302, Proteine: 4,8 g, Kohlenhydrate: 86,3 g, Fette: 1,7 g

28.   Kürbis-Muskatnuss-Saft

Zutaten:

- 300 g Kürbis, gewürfelt

- 1 großer grüner Apfel, entkernt

- 1 große Gurke, geschnitten

- 36 g Mangold, gerupft

- 60 ml Wasser

- ¼ TL Muskatnuss, gemahlen

Zubereitung:

Kürbis schälen und halbieren. Die Kerne mit einem Löffel entfernen. Eine große Spalte schneiden und die Schale abschneiden. In kleine Würfel schneiden und in den Messbecher geben. Den Rest für einen anderen Saft aufbewahren.

Apfel waschen und halbieren. Kerne entfernen und in mundgerechte Stücke schneiden. Zur Seite stellen.

Gurke waschen und in dünne Scheiben schneiden. Zur Seite stellen.

Mangold gründlich unter kaltem, fließendem Wasser waschen. Abtropfen und mit den Händen rupfen. Zur Seite stellen.

Kürbis, Apfel, Gurke und Mangold in einen Entsafter geben. Verarbeiten bis alles zu Saft verarbeitet ist und Wasser und Muskatnuss einrühren. Vor dem Servieren für 15 Minuten kalt stellen.

Nährwertangaben pro Portion: Kcal: 196, Proteine: 5,8 g, Kohlenhydrate: 55,4 g, Fette: 1,1 g

29. Sellerie-Grüne Bohnen-Saft

Zutaten:

- 450 g Sellerie, gewürfelt

- 150 g grüne Bohnen, gewürfelt

- 20 g frische Minze, gerupft

- 40 g Rübengrün, gerupft

- 1 große Gurke, geschnitten

- 60 ml Wasser

- ¼ TL Salz

Zubereitung:

Sellerie waschen und in kleine Stücke schneiden. Zur Seite stellen.

Grüne Bohnen waschen und in mundgerechte Stücke schneiden. Zur Seite stellen.

Minze und Rübengrün in ein Sieb geben. Unter kaltem, fließendem Wasser waschen und mit den Händen zerrupfen. Zur Seite stellen.

Gurke waschen und in dünne Scheiben schneiden. Zur Seite stellen.

Sellerie, Bohnen, Minze, Rübengrün und Gurke in einen Entsafter geben. Verarbeiten bis alles zu Saft verarbeitet ist und in Gläsern anrichten. Wasser und Salz einrühren.

Vor dem Servieren für 10 Minuten kalt stellen.

Nährwertangaben pro Portion: Kcal: 91, Proteine: 6,1 g, Kohlenhydrate: 26,1 g, Fette: 1 g

30. Erdbeer-Pfirsich-Saft

Zutaten:

- 200 g Erdbeeren, gewürfelt

- 2 große Pfirsiche, entsteint

- 1 großer grüner Apfel, entkernt

- 1 große Zitrone, geschält

- 1 große Kiwi, geschält

- 1 große Orange, geschält

- 60 ml Wasser

Zubereitung:

Erdbeeren unter kaltem, fließendem Wasser waschen. Das Grün entfernen und in mundgerechte Stücke schneiden. Zur Seite stellen.

Pfirsiche waschen und halbieren. Kerne entfernen und in kleine Stücke schneiden. Zur Seite stellen.

Apfel waschen und halbieren. Kerne entfernen und in mundgerechte Stücke schneiden. Zur Seite stellen.

Zitrone und Kiwi schälen. Der Länge nach halbieren und zur Seite legen.

Erdbeeren, Pfirsiche, Apfel, Zitrone und Kiwi in einen Entsafter geben und verarbeiten, bis sie gut entsaftet sind. In Gläser geben und Wasser unterrühren. Etwas Eis zugeben und sofort servieren.

Guten Appetit!

Nährwertangaben pro Portion: Kcal: 345, Proteine: 7,8 g, Kohlenhydrate: 105 g, Fette: 2,3 g

31.   Saurer Paprika-Zitronen-Saft

Zutaten:

- 1 große rote Paprika, gewürfelt
- 1 große Zitrone, geschält
- 150 g Rüben, gewürfelt
- 1 große Gurke, geschnitten
- 1 TL Balsamico-Essig
- ¼ TL Salz
- 60 ml Wasser

Zubereitung:

Paprika waschen und halbieren. Kerne entfernen und in kleine Stücke schneiden. Zur Seite stellen.

Zitrone schälen und der Länge nach halbieren. Zur Seite stellen.

Rüben waschen und die grünen Blätter entfernen. In mundgerechte Stücke schneiden und in den Messbecher geben. Den Rest für einen anderen Saft aufbewahren. Zur Seite stellen.

Gurke waschen und in dünne Scheiben schneiden. Zur Seite stellen.

Paprika, Zitrone, Rüben und Gurke in eine Entsafter geben. Verarbeiten bis alles zu Saft verarbeitet ist und in Gläsern anrichten. Balsamico-Essig, Salz und Wasser unterrühren.

Vor dem Servieren für 20 Minuten kalt stellen.

Nährwertangaben pro Portion: Kcal: 130, Proteine: 6,4 g, Kohlenhydrate: 39,2 g, Fette: 1,2 g

32.   Brombeer-Aprikosen-Saft

Zutaten:

- 144 g Brombeeren

- 125 g Himbeeren

- 3 große Aprikosen, entsteint

- 1 großer rote Apfel, entkernt

- 3 große Karotten, geschält

Zubereitung:

Brombeeren und Himbeeren in ein Sieb geben. Unter kaltem, fließendem Wasser waschen und etwas abtropfen. Zur Seite stellen.

Aprikosen waschen und halbieren. Kerne entfernen und in mundgerechte Stücke schneiden. Zur Seite stellen.

Apfel waschen und halbieren. Kerne entfernen und in kleine Stücke schneiden.

Karotten waschen und schälen. In dünne Scheiben schneiden und zur Seite stellen.

Brombeeren, Himbeeren, Aprikosen, Apfel und Karotten in einen Entsafter geben. Verarbeiten bis alles zu Saft verarbeitet ist und in Gläsern anrichten. Wasser einrühren und vor dem Servieren für 20 Minuten kalt stellen.

Guten Appetit!

Nährwertangaben pro Portion: Kcal: 301, Proteine: 7,6 g, Kohlenhydrate: 97,4 g, Fette: 2,9 g

33.   Erdbeer-Avocado-Saft

Zutaten:

- 5 große Erdbeeren, gewürfelt

- 150 g Avocado, entsteint

- 20 g frische Minze, gehackt

- 1 großer Apfel, entkernt

- 1 große Zitrone, geschält

- 1 große Gurke, geschnitten

Zubereitung:

Erdbeeren waschen und in kleine Stücke schneiden. Zur Seite stellen.

Avocado schälen und der Länge nach halbieren. Kern entfernen, in Stücke schneiden und in den Messbecher geben. Den Rest für später aufbewahren.

Minze gründlich waschen und mit den Händen rupfen. Zur Seite stellen.

Apfel waschen und halbieren. Kerne entfernen und in mundgerechte Stücke schneiden. Zur Seite stellen.

Zitrone schälen und der Länge nach halbieren. Zur Seite stellen.

Gurke waschen und in dünne Scheiben schneiden. Zur Seite stellen.

Erdbeeren, Avocado, Minze, Zitrone und Gurke in einen Entsafter geben und verarbeiten, bis sie gut entsaftet sind. In Gläser geben und Wasser unterrühren. Etwas Eis zugeben und sofort servieren.

Nährwertangaben pro Portion: Kcal: 376, Proteine: 8,1 g, Kohlenhydrate: 67,8 g, Fette: 23,3 g

34. Cantaloupe-Melonen-Karotten-Saft

Zutaten:

- 160 g Cantaloupe-Melone, gewürfelt

- 3 große Karotten, geschnitten

- 1 große Orange, geschält

- 1 großer grüner Apfel, entkernt

- 60 ml Kokoswasser

Zubereitung:

Cantaloupe-Melone halbieren. Kerne und Fruchtfleisch herauslöffeln. In zwei Spalten schneiden und schälen. In Würfel schneiden und zur Seite stellen. Den Rest der Cantaloupe-Melone im Kühlschrank aufbewahren.

Karotten waschen und schälen. In dünne Scheiben schneiden und zur Seite stellen.

Orangen schälen und in Spalten schneiden. Zur Seite stellen.

Apfel waschen und halbieren. Kerne entfernen und in mundgerechte Stücke schneiden. Zur Seite stellen.

Cantaloupe-Melone, Karotten, Orange und Apfel in einen Entsafter geben. Verarbeiten bis alles zu Saft verarbeitet ist und Kokoswasser einrühren.

Nährwertangaben pro Portion: Kcal: 277, Proteine: 6 g, Kohlenhydrate: 83 g, Fette: 1,4 g

35. Granatapfel-Paprika-Saft

Zutaten:

- 450 g Granatapfelkerne

- 1 große rote Paprika, gewürfelt

- 100 g Cranberries

- 4 große Pflaumen, entsteint

- 1 großer grüner Apfel, entkernt

Zubereitung:

Mit einem scharfen Messer den Granatapfel oben abschneiden. An jeder weißen Membrane in der Frucht entlang schneiden. Die Kerne in einen Messbecher geben und zur Seite stellen.

Paprika waschen und der Länge nach halbieren. Kerne entfernen und in kleine Stücke schneiden. Zur Seite stellen.

Cranberries gründlich waschen und abtropfen. Zur Seite stellen.

Pflaumen waschen und halbieren. Kerne entfernen und in mundgerechte Stücke schneiden. Zur Seite stellen.

Apfel waschen und halbieren. Kerne entfernen und in mundgerechte Stücke schneiden. Zur Seite stellen.

Granatapfel, Cranberries, Pflaumen und Apfel in einen Entsafter geben. Verarbeiten bis alles zu Saft verarbeitet ist und vor dem Servieren etwas Eis zugeben.

Guten Appetit!

Nährwertangaben pro Portion: Kcal: 277, Proteine: 6 g, Kohlenhydrate: 83 g, Fette: 1,4 g

36.   Zucchini-Kiwi-Saft

Zutaten:

- 1 große Zucchini, entkernt

- 3 große Kiwis, geschält

- 1 große Limette, geschält

- 450 g Granatapfelkerne

- 1 große Orange, geschält

Zubereitung:

Zucchini waschen und halbieren. Die Kerne mit einem Löffel entfernen. In kleine Stücke schneiden und zur Seite stellen.

Kiwis und Limette schälen. Der Länge nach halbieren und zur Seite legen.

Mit einem scharfen Messer den Granatapfel oben abschneiden. An jeder weißen Membrane in der Frucht entlang schneiden. Die Kerne in einen Messbecher geben und zur Seite stellen.

Orangen schälen und in Spalten schneiden. Zur Seite stellen.

Kiwis, Zucchini, Limette, Granatapfel Kerne und Orangen in einem Entsafter verarbeiten.

In Gläsern anrichten und vor dem Servieren ein paar Eiswürfel zugeben.

Nährwertangaben pro Portion: Kcal: 183, Proteine: 8,5 g, Kohlenhydrate: 52,6 g, Fette: 1,6 g

37. Heidelbeer-Mango-Saft

Zutaten:

- 165 g Mango, gewürfelt

- 100 g Heidelbeeren

- 1 große Gurke, geschnitten

- 1 großer grüner Apfel, entkernt

- 60 ml Wasser

Zubereitung:

Mango waschen und in Stücke schneiden. Messbecher füllen und den Rest für ein anderes Rezept aufbewahren. Zur Seite stellen.

Heidelbeeren in ein Sieb geben und unter kaltem, fließendem Wasser waschen. Abtropfen und zur Seite stellen.

Apfel waschen und Kernhaus entfernen. In mundgerechte Stücke schneiden und zur Seite stellen.

Mango, Heidelbeeren und Apfel in einen Entsafter geben und verarbeiten, bis alles zu Saft verarbeitet ist.

In Gläser geben und Wasser unterrühren. Vor dem Servieren etwas Eis zugeben und genießen!

Nährwertangaben pro Portion: Kcal: 180, Proteine: 5,9 g, Kohlenhydrate: 63,5 g, Fette: 1,1 g

38.   Karotten-Zitronen-Saft

Zutaten:

- 5 große Karotten, geschnitten

- 2 große Zitronen, geschält

- 1 großer grüner Apfel, entkernt

- 75 g Römersalat

- 60 ml Wasser

Zubereitung:

Karotten waschen und in dicke Scheiben schneiden. Zur Seite stellen.

Zitronen schälen und der Länge nach halbieren. Zur Seite stellen.

Apfel waschen und Kernhaus entfernen. In mundgerechte Stücke schneiden und zur Seite stellen.

Salat gründlich unter kaltem, fließendem Wasser waschen. Mit den Händen rupfen und zur Seite stellen.

Karotten, Salat, Zitrone und Apfel in einem Entsafter verarbeiten. In Gläsern anrichten und vor dem Servieren ein paar Eiswürfel zugeben.

Guten Appetit!

Nährwertangaben pro Portion: Kcal: 232, Proteine: 6,1 g, Kohlenhydrate: 74,9 g, Fette: 1,7 g

39.   Guave-Limetten-Saft

Zutaten:

- 1 große Guave, geschält

- 1 große Limette, geschält

- 2 große Orangen, geschält

- 1 große Gurke, geschnitten

- 60 ml Wasser

Zubereitung:

Guave schälen und waschen. In kleine Stücke schneiden und zur Seite stellen.

Limette schälen und der Länge nach halbieren. Zur Seite stellen.

Orangen schälen und in Spalten schneiden. Zur Seite stellen.

Gurke waschen und in dünne Scheiben schneiden. Zur Seite stellen.

Limette, Guave, Orange und Gurke in einen Entsafter geben und verarbeiten, bis alles zu Saft verarbeitet ist.

In Gläser geben und Wasser unterrühren. Etwas Eis zugeben und sofort servieren.

Nährwertangaben pro Portion: Kcal: 210, Proteine: 7 g, Kohlenhydrate: 65,7 g, Fette: 1,3 g

40.   Sellerie-Zitronen-Saft

Zutaten:

- 1 große Zitrone, geschält

- 225 g Sellerie, gewürfelt

- 20 g frische Minze, gehackt

- 225 g frischer Spinat, gehackt

- 60 ml Wasser

Zubereitung:

Zitrone schälen und der Länge nach halbieren. Zur Seite stellen.

Selleriestange waschen und in kleine Stücke schneiden. Messbecher füllen und zur Seite stellen.

Spinat und Minze in einem Sieb waschen. Hacken und in eine mittelgroße Schüssel geben. Zur Seite stellen.

Zitrone, Sellerie, Minze und Spinat in einen Entsafter geben und verarbeiten, bis alles zu Saft verarbeitet ist. In Gläser geben und Wasser unterrühren.

Vor dem Servieren für 10 Minuten kalt stellen.

Nährwertangaben pro Portion: Kcal: 35, Proteine: 3,1 g, Kohlenhydrate: 13,2 g, Fette: 0,7 g

41.   Basilikum-Zitronen-Saft

Zutaten:

- 40 g frischer Basilikum, gehackt
- 1 große Zitrone, geschält
- 35 g Mangold, gewürfelt
- 1 großer grüner Apfel, entkernt
- 20 g frische Minze, gehackt
- 60 ml Wasser

Zubereitung:

Basilikum, Mangold und Minze in ein großes Sieb geben. Gründlich unter kaltem, fließendem Wasser waschen. In kleine Stücke schneiden und zur Seite stellen.

Zitrone schälen und der Länge nach halbieren.

Apfel waschen und halbieren. Kerne entfernen und in mundgerechte Stücke schneiden. Zur Seite stellen.

Basilikum, Mangold, Minze, Zitrone und Apfel in einen Entsafter geben und verarbeiten, bis sie gut entsaftet sind. In Gläser geben und Wasser unterrühren.

Vor dem Servieren für 10 Minuten kalt stellen.

Guten Appetit!

Nährwertangaben pro Portion: Kcal: 126, Proteine: 3,9 g, Kohlenhydrate: 39,1 g, Fette: 1,1 g

42.   Ananas-Karotten-Saft

Zutaten:

- 225 g Ananasstücke

- 2 große Karotten, geschnitten

- 34 g Brunnenkresse, gerupft

- 1 große Limette, geschält

- 1 kleine Ingwerknolle, geschält

- 60 ml Wasser

Zubereitung:

Ananas schälen und in kleine Stücke schneiden. Zur Seite stellen.

Karotten waschen und schälen. In dünne Scheiben schneiden und zur Seite stellen.

Brunnenkresse unter kaltem, fließendem Wasser waschen. Mit den Händen rupfen und zur Seite stellen.

Limette schälen und der Länge nach halbieren. Zur Seite stellen.

Ingwerwurzel waschen und in kleine Stücke schneiden. Zur Seite stellen.

Ananas, Karotten, Brunnenkresse, Zitrone und Ingwer in einen Entsafter geben und verarbeiten, bis sie gut entsaftet sind.

In Gläser geben und Wasser unterrühren.

Etwas Eis zugeben und servieren.

Nährwertangaben pro Portion: Kcal: 135, Proteine: 3,3 g, Kohlenhydrate: 40,6 g, Fette: 3,3 g

43. Orangen-Apfelsaft

Zutaten:

- 3 große Orangen, geschält

- 1 großer grüner Apfel, entkernt

- 125 g frischer Spargel, geschnitten

- ¼ TL Kurkuma, gemahlen

- 60 ml Wasser

Zubereitung:

Orangen schälen und in Spalten schneiden. Zur Seite stellen.

Apfel waschen und Kernhaus entfernen. In mundgerechte Stücke schneiden und zur Seite stellen.

Spargel unter kaltem, fließendem Wasser waschen und die holzigen Enden abschneiden. In kleine Stücke schneiden und zur Seite stellen.

Orangen, Apfel und Spargel in einen Entsafter geben und verarbeiten, bis alles zu Saft verarbeitet ist. In Gläsern anrichten und Kurkuma und Wasser einrühren.

Vor dem Servieren für 10 Minuten kalt stellen.

Nährwertangaben pro Portion: Kcal: 316, Proteine: 9,1 g, Kohlenhydrate: 98,1 g, Fette: 1,2 g

44. Grapefruit-Kiwi-Saft

Zutaten:

- 2 große Grapefruits, geschält

- 1 große Kiwi, geschält

- 1 große Limette, geschält

- 2 große Selleriestangen, gewürfelt

- 75 g roter Blattsalat, gerupft

- 60 ml Wasser

Zubereitung:

Grapefruit schälen und in Spalten schneiden. Zur Seite stellen.

Kiwi und Limette schälen. Halbieren und zur Seite legen.

Selleriestange waschen und in kleine Stücke schneiden. Zur Seite stellen.

Salat gründlich unter kaltem, fließendem Wasser waschen und grob hacken. Zur Seite stellen.

Grapefruit, Kiwi, Sellerie und Salat in einen Entsafter geben und verarbeiten, bis sie gut entsaftet sind.

In Gläser geben und Wasser unterrühren. Sofort servieren.

Nährwertangaben pro Portion: Kcal: 233, Proteine: 6 g, Kohlenhydrate: 70,7 g, Fette: 1,3 g

45. Rüben-Birnen-Saft

Zutaten:

- 500 g Rüben, gewürfelt

- 1 große Birne, entkernt

- 1 große rote Paprika, gewürfelt

- 1 große Zitrone, geschält

- 1 kleine Scheibe Ingwer, geschält

- 60 ml Wasser

Zubereitung:

Rüben waschen und die grünen Blätter entfernen. In kleine Stücke schneiden und in den Messbecher geben. Den Rest der Blätter für einen anderen Saft aufbewahren. Zur Seite stellen.

Birne waschen und halbieren. Kerne entfernen und in mundgerechte Stücke schneiden. Zur Seite stellen.

Paprika waschen und halbieren. Kerne entfernen und in kleine Stücke schneiden. Zur Seite stellen.

Zitrone schälen und der Länge nach halbieren. Zur Seite stellen.

Ingwer schälen und halbieren. Zur Seite stellen.

Rüben, Birne, Paprika, Zitrone und Ingwer in einen Entsafter geben. Verarbeiten bis alles zu Saft verarbeitet ist und in Gläsern anrichten.

Wasser einrühren und vor dem Servieren etwas Eis zugeben.

Guten Appetit!

Nährwertangaben pro Portion: Kcal: 239, Proteine: 7,5 g, Kohlenhydrate: 76,7 g, Fette: 1,4 g

WEITERE TITEL DIESES AUTORS

70 Effektive Rezepte um Übergewicht zu Vermeiden und Gewicht zu Verlieren: Fett schnell verbrennen durch die Verwendung von richtiger Diät und kluger Ernährung

von Joe Correa CSN

48 Rezepte zur Verminderung von Akne: Der schnelle und natürliche Weg zum Beheben Ihres Akne-Problems in weniger als 10 Tagen!

von Joe Correa CSN

41 Rezepte zur Vorbeugung von Alzheimer: Verringern oder Beseitigung des Alzheimer Zustandes in 30 Tagen oder weniger!

von Joe Correa CSN

70 wirksame Rezepte bei Brustkrebs: Vorbeugen und bekämpfen von Brustkrebs mit kluger Ernährung und kraftvollen Lebensmitteln

von Joe Correa CSN